コロナに負けない
心と体の整え方

精神科医
浅川雅晴

ロング新書
Longsellers publishing

まえがき

東京では二〇二〇年一二月に入り、新型コロナウイルスの新規感染者さんが七〇〇人超えになった。あっという間に八〇〇人超え。先々が読めない大晦日には一三〇〇人を超えた。

僕のクリニックから比較的近い神社で七福神巡りが行われていた。二〇二一年の元日は七八〇人超の新規感染者を出したが、その中で人力車が忙しく走り回っていた。

昨年暮れから二〇二一年もコロナウイルスが猛威《もうい》を振るっている。その状況を記録に残し、早いワクチン開発を願う年明けとなっている。

コロナ問題で、引越しをなさった方も多いことでしょう。

体と心とが、新しい場所に馴染《なじ》もうとする。その時どうしても「心が馴染むことができない」方もいらっしゃいます。そして、環境変化による「うつ病」が発生してしまう。

環境変化でうつ病になるということを知らないと、子供が突然不登校になってしまう。

そんな時は、ためらうことなく専門医を受診なさって下さい。

大人の方でも朝、起きられない症状が出る。毎日仕事へ遅刻ぎみになる。上司からお叱りを受ける……。

うつ病になると、症状が悪化し、退職になることもある。

引越しから寝つきが悪くなったら、受診を始めて下さい。

早期治療で退職しないですみます。

次に、コロナ問題を抱《かか》える中で、目標が見えなくなっている方達もいらっしゃることでしょう。一日をいかに過ごして自分自身の生活を守っていくかについて考えていきましょう。

また、コロナ問題で新生活をスタートさせたが、どうもうまくいかない方達がいらっしゃることでしょう。

それぞれの方のために新たな目標を建て直し、コロナ問題が終息するまでに、「持病も軽くする目標」「家庭経済を改善する男の料理の紹介」「免疫を高める食材について」も書かせていただきました。

日常の生活負担が少なくなると、「心の病」の発生を防ぐことができる。それには、家庭経済を改善する食事は欠かせません。

コロナ問題が起こり、約一年になるという中で新たな病が発生してきています。新たな病と、どう向き合うかを書かせていただきました。

自分自身を守るために!! そして新たな自分を作り上げるために読んでいただければ幸いです。

浅川雅晴

もくじ

2章 誰もがストレスを体の中に封じ込めている

3章　自分の健康は自分で守ろう

4章　自我コントロールの時代

5章　頭を切りかえて元気に生き抜こう

1章
普通の日常生活が失われている

★心がひび割れて飛び散る時

なぜ？　信じられない！

大好きで憧れていた人が、突然自殺するなんて……現実を受けとめられない。

好きで、憧れが強ければ強いほど人の心にひび割れが起きる。

心が正常……物事を正しく判断できる状態

心が裂ける　①

心がひび割れて飛び散る　②

①心が裂けることで食欲が低下。

「なぜ、あの人は死んだのだろう」答えが出ないことをくり返しくり返し考え続ける。
そのことで、心の病である心身症を出してしまう。
心身症を出すと涙が止まらなくなるという症状が出る。
憧れの強さが、大切な人をなくして「愛情損失」「愛情ロス症候群」に入ってしまう。
毎日写真を見て泣いている状況に陥《おちい》る。
②の心がひび割れて飛び散ると、体に震えが起こり、「言葉が出ない」「人と会話ができない」状態に陥る。
心の病で心身症になってしまう。
心がひび割れると、物事を正常に判断できなくなる。
好きな人のそばに行きたいと考える。あとを追っての自殺が起こりやすい状況になる。

　眠ることができなくなる。「うつ病と心身症」の複合症状を出してしまって本人は生きているのが辛くなる。

　その日々が、突然のあと追いの自殺につながってしまう。

　二七年前までは「うつ病」は眠れない、食欲がない、人と会いたくない、趣味に興味がないといった形で症状を出していた。

　また「心身症」も独立した形で症状を出していた。

●受験に失敗した時
●失恋した時
●愛する人を亡くした時
●愛するペットを亡くした時

心身症を出して、涙が止まらない、イライラして怒りっぽくなっていた。

二七年前からケイタイ電話が急速に一般に普及した。
そこから心身症である病気が一〇年〜一五年後に発生してきた。
電話が鳴ると手のひらや脇の下、額《ひたい》に汗が流れ落ちる。
多汗症の症状が発生した。

●ベルの音で動悸を訴える。
●ドキドキして電話がとれない。
会社で心身症を起こしてしまった。
上司に「電話が鳴っているのに、なんで取らないのだ!!」
上司に「ボッ〜としているではないか!!」
上司に「しっかりしろ!!　使いものにならないではないか!!」
と罵声《ばせい》を浴びせられる。

上司のことが怖いと思うようになった。

出勤途中の公園でベンチに座る。出勤したくても会社へ行けなくなる。

「心身症」という病気が一般的に知られていない時期があった。

しかし今、僕が『心のセラピー』（ＫＫロングセラーズ刊）という書物を出した頃よりもずっと心の病について興味を持っていただけるようになった。

★うつ病と心身症が合体した複合症状を見せている

その時代までは「うつ病」と「心身症」は主に独立した症状を見せていた。
時は流れて
ポケベル
↓
ケイタイ電話
↓

インターネット

↓

パソコン

↓

スマートフォン

このように機器は進歩し続け、ＩＴによる「人工頭脳」の時代に入ってきている。

今は二〇二一年である。

これらを背景に心の病は複雑化してきていると申しあげたい。

うつ病と心身症が合体した複合症状を見せてきている。

めまい、吐き気、耳鳴り（主に心身症）もあるが、うつ病の症状の不眠もあり、食欲もないという状況にある。

一人の人が心身症とうつ病両方の症状を持ち合わせる。

日によっては、電話が鳴っていないのに鳴っていると思う。バイブにしているスマホの振動を着信がないのに感じてしまう。この他、人により個々の症状で困っている。

二〇一〇年から出始めた機器による症状が現在も続いている。

会議中に症状が起こり、上司から注意を受けたという人が多く出ている。ポケットから取り出して、ケイタイを覗《のぞ》くが、電話はかかってきていない。「微振動症候群」あるいは「幻想振動症候群」といい、体の皮フがズボンやシャツのポケットに擦《す》れると「心身症」で繊細《せんさい》になっているので、微振動が起こったと勘違いをして脳が誤作動をしている。

しかし、どこにも体に痛みを生じることはない。

そこで、一般的には放置してしまうのが心身症である。

この放置してしまうことが、のちのち思わない形を出してくる。

駅のホームやデパートなど、人ごみの中で吐き気を起こすという気分障害を出すことになる。

人によっては強い耳鳴りになる人もいる。

しばらくすると症状は収まる。

「なんだ、気のせいだったのか？」と自己判断して放置することになる。

心の病に対して興味を示さない人が多いのは日本人の心性である。

ところが!!　一番大切な会議中、大切なお見合いの席など緊張が高まる場所でパニック症状が突然襲いかかる。

周りの人達はあわてる。

どう手当てしてよいか？　処置がわからない。

そんなことがあると、会社だとしたら、のちのち昇進試験の推薦候補《すいせんこうほ》から外されることになる。

心の病は緊張度が高まる時、最も起こりやすいのだ。

★普通の日常が失われている

普通の日常が失われて、一年が過ぎる。

人々の精神的な不満、不安が毎日ある。

普通なら怒ることではないが、イライラして怒りっぽくなる。

特に弱者の子供達にイライラを向けて、叩いたことなどない親達が子供を叩いてしまう。

ストレスが日々エスカレートして、極端な話、子供に虐待《ぎゃくたい》が始まりかねない！

虐待は叩く、なぐるだけではない。

毎日食事を作りたくない。少しずつ食事を与えなくなる。

そういうネグレクトも生じている。

今までは学校で給食を食べて空腹を凌《しの》ぐことができたが、コロナによる休校で給食を食べられない。

精神的に追いつめられる。子供達への虐待も激しさを増してくる。

新型コロナウイルスにより親が職を失っているケースもふえており、働く場所が見つからない。親の精神的な負担がついつい子供達に当ってしまう。虐待がふえている。

自粛、自粛で両親が家に居ることが多く、

「子供達が虐待で食事をきちんと与えられない！」

しかし、外へ向けて声をあげられない、という状況がある。

多くの問題が出てきている。

早くワクチンができない限り、「精神」がおかしくなると共に、「経済的」にも立ちいかなくなる。

追いつめられた人達は自殺を考えてしまう。

そういう状況がどんどん迫っている。

ワクチン開発では、英国の「アストラゼネカ」などが治験を始めている。

他の国も次々とワクチン開発を進めている。

「アストラゼネカ」は一人に対して二回の治験が必要だと言われている。

日本でも「日本人に合うかどうか？」の治験が始まる。

もちろん中国やアメリカでもワクチンの争奪合戦が行われているが、政治が絡んでいて日本に入ってくるのが難しいことも考えられる。

政治に絡んでいない英国の「アストラゼネカ」が今のところ、ワクチンとしてのルートが早いとされているが、なかなか入ってこないとなると普通の日常がまだまだ戻ってこない。

今までは、しんどいけれど頑張って働くと「映画、旅行、スポーツ、趣味のコンサート」などが待っていると思うことで、人は夢を目指して働いていけた。

しかし、そうした日常がなくなり、人は心から笑えなくなった。

どんな正常な人達でも暗い気持ちになってしまう。

「心の病は相手を選ばずやってくる!!」のである。

新時代の幕開けは、自分の心と向かいあえる人が、生き残りをかける時代になる。

メンタルケアに興味を全く示さない人達へたずねてみたい。

「今日、何度、心から笑えることがありましたか？」

笑える数が多い人は、睡眠もうまくとれる。

しかし、

●日々、心から笑えることが少なくなる。

●人と会いたくない、人と話したくない。

そういう人達は睡眠が浅くなってしまう。

精神的に追いつめられる人達は笑えなくなる！

次に眠れなくなる。心の病の入り口に立っている状況である。

うつ病に入っていく入り口を知っておくことで、専門医にかかるタイミングがわかってくる。

★早く適切な診察を受けてほしい

専門医に診察してもらう時の準備！

①まず保険証を持っていこう。
②いつから不眠になったのか？　思い出して書いておく。
③いつから笑えなくなったのか？
④いつから食欲がなくなったのか？
⑤いつから会社へ行けなくなったのか？
⑥薬で以前、アレルギーを出したことがあるか？
軽くメモしておくことで問診時間が短縮される。

そして自分の聞きたい質問を多く聴《き》くことができる。

新型コロナウイルスによって普通であった日常が奪われることにより、誰でも心の病を発生する状況になっている。

軽症のうちに専門医の診断を受けることで通院日数が短縮される。経済的に費用も少なくて済む。

コロナウイルス問題で「小児科、耳鼻科、眼科、歯科」などの待合室でコロナに感染したくない気持ちが先に立ち、どうしても足が遠のき、病気を悪化させている。

専門医にかかる時、予約制の所を選ぶことで、待ち時間が短縮され安心してかかれる。

新しい時代とは、今まで通りにはいかない。患者さん側も医師側もそれなりの工夫をする時代になってきている。受付を済ませる時も、例えばケイタイ電話を鳴らしてくれて「診察時間が迫っていますよ!!」と言ってくれたり、ポケベルを持たされる工夫も進んでいる。

★コロナウイルスに気をとられている間に、他の病気が深刻に

患者さんが診察までの待ち時間を外で買物をしたりして待つ便利な時代に入

ってている。

今すぐのワクチン接種の可能性はあり得ないとすると、いろいろと新スタイルの診断も出てくると思われる。

先日、中野のハンバーガーショップで昼食を買おうと注文した。

お金を払ったら、交換で白い札を渡された。

「これを持っていて下さい」と店員に言われた。

一分間が過ぎた。

手に持っている札がビリビリ振動した。

「言わない」「聞かない」形で自分のランチができた。

白い四角の札が振動するのには驚かされた。


時代は変わってきているのだと思い知らされた。

レストランだけでなく、診療所、クリニックも患者さんを待たせない工夫がなされてくると思った。

コロナウイルス感染拡大に気を取られているが、他の病気や癌、心の病は日々深刻になってきている。

人は目の前のコロナウイルス患者さんの数に気をとられている。

自分が心の病の入口に立っていることすら考える余地がない。

誰だって、毎日テレビが感染者数を新たに発表してくると、わあ～大変だ!!と気をとられてしまう。

医者の僕だって、これから医療現場をどうしようかと考えてしまう。

★新時代とは、自分が変わることである

新時代とは、今までやらなかったことを、やる時代になる。

僕もクリニックで、アルコールを含ませた紙タオルで取っ手をふく、椅子をふく、机の上をふく、医療現場は掃除が仕事内容に入るようになっている。

新時代とは、自らが変わることである。

ずっと掃除はお手伝いさんがやってくれていた。

しかし、現在は、自分で自分と患者さんの居る場所をアルコールでふいてから診察に入らなくてはならない。

ゴミ箱ひとつにしても、消毒してから新たな袋を用意することになる。

人に任せていたら自分がコロナウイルスに感染してしまう。

自分の立ち振るまう場所には、紙タオルを置いておくとサーッと出来る。

自分が、状況に合わせてどんどん変わっていかなければならない時代だ。

★心におけるコロナウイルス後遺症

ここで説明するコロナウイルス後遺症は、心に関する後遺症である。

すでに一年を過ぎ、手洗い、マスク、ドア、椅子、机の消毒を日常で気をつけることが当たり前になっている。

仕事で電車を使う。吊革に触れてしまった。

電車が発車する、あるいは停車する際、どうしても体がバランスを崩してしまう。吊革に触ってバランスを保たねばならないことが多い。

その度にアルコールの浸みた紙や布を出すことは難しい。

そこで、外出の時は綿の手袋をはめてみる。

こうしているうちに、日常で神経過敏症が待ち受けている。

コロナウイルス後遺症で神経過敏が毎日続くことにより「不潔恐怖症」が待ち受けているのだ。

このことを知っておいてほしい。

★不潔恐怖症《ふけつきょうふしょう》で日常生活が困難になる

「不潔恐怖症」は日常生活がかなり困難になってしまう。

会社に持っていくカバンを床に置けなくなる。

自分の決まった所定場所にしか置けない。

妻が「お帰りなさい!!」とカバンを持ってあげようとする。

カバンの取っ手に触られることが嫌で、けんかごしに妻の手を振り払う。

妻は不愉快になる。

「夕食にしましょう」と妻は気分を変える。

夫は「そうだなあ〜。腹へったな〜」と機嫌をなおして妻と会話する。

食事の前に「手を洗ってトイレに行ってくる」と言って、トイレに入り一〇分経過。妻は！「遅いなあ一〇分もかかるのかなあ〜」と思う。

トイレに行ってみる。水が流れる音がする。

まだ、使用しているのだと思い、台所で夕食の支度を続ける。
「あなた、できました‼」大声で叫ぶ。夫からは応答がない。
妻が、トイレに行ってみる。まだ水が流れる音がしている。トイレに入って
もう二五分も過ぎている。
「おかしい、夫がおかしい」妻は一瞬、体から血の気が「さぁ～」と引く感じ
を受けた。
トイレの扉を開けた。
夫は、手を洗う。水道の栓《せん》を閉める。閉めた栓を水をかけて洗っている。洗
った栓を触る。また手を洗う。水道の栓を閉める。触った栓を再び水をかけて
洗っている。
ただそれだけに二五分かかっていたのだ。
妻が栓を閉めあげて、その場は解決した。
夫が自分のカバンに触られるのが、さっき嫌だった訳がわかった。
「会社で同じことをされると、大騒ぎになって、夫は解雇される」

そう思った妻は、夫と二人で私どものクリニックに訪れた。

「不潔恐怖症」は、今まで生きてきた要因が大きく関係している。

●一流大学に両親が入れたがった。

●小さい時から塾通い、習い事をして時間に追い詰められて生活していた。

●時間から時間に追い詰められる。

タレントさん、アナウンサーさんなど、不潔恐怖症で通院してる人がいる。

●日常生活で、あれもこれもしなくてはならない。早く早くしようと自分を追い詰めてしまう傾向の人は、不潔恐怖症を出しやすい。

●日常生活で、あれもこれも覚えて、成績を重視した生活で少しずつ精神的バランスが崩れてしまう。

そのことで、行動に異変が起こってしまうのである。

不潔恐怖症を出さなくても、確認症で症状を出す人もいる。

人は、ひとりひとり微妙に個人差がある。

「考え方も微妙に違う」「行動も微妙に違う」

そうした微妙な違いは「不潔恐怖症」で出るか？「確認症」で出るか？

違ってくる。


「あの人は精神科、心療内科に通っているんだって？」と陰口を叩く人がいる。

人の陰口を叩く人は八〇％以上性格異常者である。


この性格異常者は通院しても治りにくいのである。

★見えない力と戦うために自分自身と戦う

コロナ禍で、クラスターの発生しやすい場所に全く行けなくなった。

人は不思議な心理をもっている。

「行ってはいけない」と言われると、今まで興味のない場所でも行ってみたくなる。

人は心の中では「引力の神様」が宿っている。

「火事場は危ない!!」見に行ってはダメ！　と注意される。

人は「何だ、何だ」と集まってくる「引力」が働く。

「行ってはいけない力」と「好奇心の力」とが心の中で住み着いてる気がする。

新時代の見えない力と戦う場になる。自分自身との戦いが多く出てくる。

やりたくない仕事、作業でもやるしかない。

以前は、アルコールの浸みた布を持って掃除などしたことのない人もお客様が席を後にすると、すぐにテーブル、椅子、ドアノブをふく作業が当り前である。

働く側も、お客様として店を訪れるにあたり、精神的な負担がのしかかっている日常である。

今まで無神経で過ごしてきた人でも、かなり神経をビリビリさせている。毎日、テレビで新患者数が流れる。

無神経な人でもここまでコロナウイルス感染症患者が増えると、この先どうなるのだろうと思ってしまうだろう。

新患者が増え続けると、昨年の四月、五月のように自粛が再びあるかもしれない怯えが出てしまう。

仕事がこれ以上なくなってしまうと経済的に家庭を支えきれない心配が、多くの人に出ている。

昨年の四月、五月の自粛で、彼は仕事を探す相談をしにハローワークに行った。役所がパニックで、受け付けだけで半日待った。

そんな体験を通して生活支援の給付金は、申請してもすぐにもらえないことを知った。

こんな大変な時こそ、国が助ける必要がある。

国は、後手《ごて》、後手に回っている。給付金が遅れることで、自殺者が出てしまう。

★自分自身がしっかりして、何でも自分でやる

先が見えない時である。自分自身がしっかりして、何でもやらなくてはならなくなってきている。

例えば、今までは、仕事の帰りに、簡単に独りで食べに行っていた。

ラーメン屋、立ち食い、そば屋に入りたくても、人がいっぱいで入れない。

コンビニ、スーパーなどで弁当を買って帰ろうか？　と思うが、毎日弁当ばかりで飽きてしまう。

「食べたくないなあ〜」と思う。

今まで料理したことがない。野菜を炒める横で肉でも焼くか!! そうすれば一度で済む。

もう一人の自分が体の奥から出てきて「自分で野菜と肉を焼くと安くすむよ!!」という。

そうだ、そうしよう!!

でき上がりに塩、コショウで味をつける。

シンプルだが野菜が美味しい。肉汁でうまみも加わり、本当に美味しい。

今まで、なんであんなに高い焼肉を食べていたんだろう。

横着《おうちゃく》をすることは、お金がかかるのだと発見した。


これからは、男性でも自分でアイロンをかける時代かもしれない。

ハンガーに吊るして蒸気アイロンをすることにした。

ハンガーに吊るしたYシャツが、今までのしわしわが嘘《うそ》のように、見る見る消えていく。

ストレス解消が、こんなことでできるのだと思った。

★固定概念《こていがいねん》の殻を自ら破れるか

今までは、男性は「料理、アイロンがけ、洗濯……」などはするものではないと思っていた。

固定概念で、男性はしなくてもいいと思い込んですごしていた。

固定概念が壊れることで、自分はもっと自由になれるんだと知った。

例えば、明日ゴルフに行くのに使いたいとシャツや帽子、ズボンなどを洗って仕事へ行く前に吊るして出かけた。

仕事から帰ったら乾いていた。

吊ったまま、蒸気アイロンを五分間でかけた。

思ったよりも簡単だった。

これなら、クリーニング屋さんに行かなくても「明日使いたい物が、そろうなあ～！」これは便利だ!!

ゴルフ場で変だと笑われたら「自分でアイロンをかけた」と答えよう。笑われても度胸《どきょう》がつくからいいいか！

固定概念の殻を自ら破れるのか、どうかが、新時代に求められてくる。

コロナウイルス問題が起きなかったら、自分が変われなかったかもしれない。どんな時でも、生きている限り、希望と夢を持たなければならない。希望と夢は苦しみの殻を破って出てくる。そして新しい自分が生まれるのだ。

★夫の気づかいこそ、夫婦仲良しのコツ

妻が子育てをしながら仕事をする。そういう家庭が多くある。

夫が「手早く野菜を炒める。肉を一緒に炒める」。子供と夫婦、人数分一人あたり一八〇ccカップ一杯の水を入れる。一五分コトコト煮る。

カレールーまたはハヤシライスの素を一箱入れる。

かきまぜて出来上がり。

妻が期待していなかった夕食に感動する。

洗濯だって食事前にする。妻にとって、二つだけでもしてもらえる日々があると嬉しい。

ゆとりをもって、子供達と夕食を食べられる。

夫の小さな気づかいが子供の虐待を防ぐことになる。

妻が外で働き、家に帰っても家事をすると、心と体が休まらない。ついつい弱者の子供に手を上げてしまう、それがきっかけで、虐待が始まることも珍しくない。


夫婦が仲良しで暮らすコツは、夫の気づかいにかかっている。

夫がテレビを見ながら、洗濯物をたたむ。

それを見ている妻は、私も頑張って働いていこうと思う。

その気力が出てくる。


コロナウイルス問題で経済的に追い詰められている。

そこで、みんな「気力を失っている」。

家庭内、仕事場で争い事が多くなっているのは、先々の希望と夢がかき消されているからである。

そんな時には「気力を出せる」人の優しさが胸に染みる。

妻がしてもらいたいことは「ほんの少しだけ夫が家事をしてくれること」だったりする。

男性は、男の立場で物事を考えてしまう傾向が強く、女性の気持ちが分からないのだろう。

僕はいつも娘（柴犬）の立場で、物事を見るようにしてきた。だから犬の気持ちが分かるようになった。

2章

誰もがストレスを体の中に封じ込めている

★いつもいつも神経を使っている

コロナウイルス問題が二〇二〇年一月から始まり一年が過ぎた。
今までの普通の生活が遠ざかるにつれて、心の病が増えてきている。

日々のマスク、消毒、人との接触を二メートル空けるソーシャルディスタンスなどが当り前になった。
そのことで、大幅に人と人とが話す機会が減ってしまった。

思ってもいない事態が起こっている。
個人、個人のストレスの吐き出しが減っている。
ストレスを体の中に封じ込めている。
いつもいつも神経を使っている。

例えば……

①電車で勤務先へ向かう
車内では、立って人との距離を保つよう神経を使う。

②会社へ着くと、人と人との距離を空けるよう神経を使う。

③仕事中、上司に呼ばれる。距離を空けて、上司の要件をのみこみ、席に帰り、不安を抱えて作業する。

④「君!!」「さっきの資料できたのかな?」と言われ、ドキッとしてしまう。
実は正しくできているのか不安になるが……「できております!!」と答える。
上司が目を通して「これでは駄目だ!」

もっと分かりやすい資料の要求になる。

彼は、今まで「うつ病」とか、心の病は発生していないが……突然上司とのやりとりによって、「これで大丈夫だろうか?.?.」と神経をずっと使っている。

不安を抱える中で、心身症を発生させた。

★確認症が始まる

上司に呼ばれているにもかかわらず「すぐ参ります!!」と言って……資料をはじめから読みかえしては、再び読みかえす。

先に進めない状況に陥ってしまった。

上司の席に向かったが、急に引き返して自分の席に戻る。

また資料を読み直していた。

同僚が、彼の様子がおかしいと気づき、「確認症」と診断された。

人によっては、生活習慣で確認症になることも珍しくない。

心療内科へ通院しないで、人に迷惑をかける人が世の中で一番の嫌われ者になる時代に入った。

前章で登場した、通院している「不潔恐怖症」の夫は、自分が追い詰められた部署にいることを話してくれた。

夫は高学歴者であるがゆえに、昇進と共に「やりたくないことがたくさんある。嫌だ!!」と言えずに我慢してきた。

コロナウイルス問題で嫌なことが重なってしまった。

心の病として認識されていなかったコロナウイルスの問題が引き金となった。

幼い頃からの我慢がピークに達した。

その形が「不潔恐怖症」で表れたとクリニックで説明をしたことで、夫の理解が急速に深まった。

★日々のストレスをいかに上手に吐き出せるか？

心療内科の病は、本人が理解するかどうかによって急速に治る方向と、治らない方向とに分かれてしまう。

うつ病になると脳の働きがゆっくりになる傾向がある。

そのため、なかなか自分の病気を理解してくれない。

そこへ持ってきて「するな！」と言うことをしてくれる。

「酒を飲むな」と言ってあるのに酒を飲んで「くだ」をまく。

いやはや、参ってしまう。


しかし、患者さんは性格が可愛い人ばかりである。

叱っても、警察にもらい受けにいくことがあっても、どこか性格が可愛いから、医師の仕事を続けられる。

参った、参ったということが雪崩《なだれ》のように起こってくる。

でも僕は、泣き事は言わないことにしている。

愛する娘の柴犬がいるから、幸せだと思う。

神様が捨て犬として運んでくれなかったら、こんな時代にこんな幸せでいられなかったと思う。

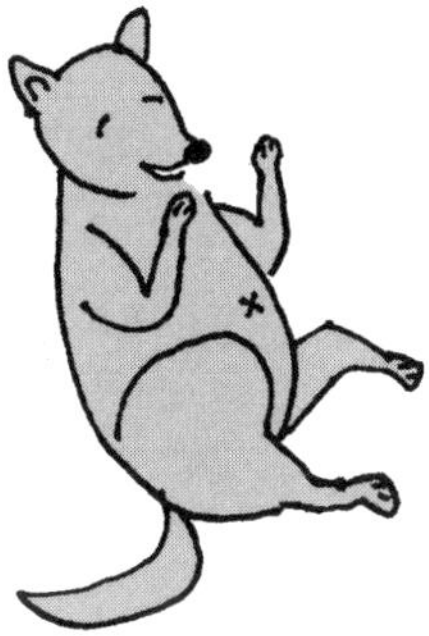

コロナウイルス問題で業務内容が難しくなってきている。

例えば、テレワークは生の人間に接して仕事をしていたことを変えてしまった。

画面を通してのテレワーク会議は、何か少し様子が伝わりにくい。

画面の乱れや、会話の音声の遅れが生じたりする。

愚痴を娘の柴犬に話す。

「分かっているのか？　分かっていないのか？」は別として、毎日話す相手がいるのは嬉しいと思う。

「人がしゃべる」という行動は大切である。一日のガス抜きになる。

心の病を発生させるか、発生させないか？　は、日々のストレスをいかに上手に吐き出すかにかかっている、と言っても過言ではない。

どんな状況に追い込まれても、自分自身を見失わない努力が新時代を生き抜く方法である。

★転職できないコロナ時代

人々が今まで経験したことがないコロナウイルスとの戦いをしながら生活、経済をやりくりしていくことが求められている。

日々の生活に重圧がかかっている。

心の病にかかりやすい環境になってきている。


例えば、過去の「心の病」をひとつ取り上げてみよう。

会社でイジメを受けて、心身症やうつ病を出した。

最悪の場合、会社を辞める、転職をすることでイジメは解消する。

原因を取り除くことで病は改善されていた。

今は違う!!

新時代に入った現在、転職をしたくても転職先が、なかなか見つからない。

見つかったとしても、自分の希望とはほど遠い現実である。

そこで、日々我慢の生活の中で、コロナウイルスにかからない努力が求められる日常で、何重にもストレスがかかっている。


一言で言うならば、どんな仕事についたとしてもストレスが倍増した環境で生き抜くしかない。

生活費を稼《かせ》ぐために、我慢が積み重なっている。

コロナの前は、普通にカラオケでお酒を飲んで一日のストレスを解消する場があった。コロナの前は恋人を誘ってコンサートにも、映画にも行けた。

でも今はそれができない。

★しなくても良いことに注意が必要で起こる確認症

忙しく、保育園の子供の弁当や預かってもらうためのタオルなどをバッグにつめこむ。同時に自分が仕事に行く身支度をする。さらに御主人を送り出す支度をする。

同時に三つのことに気を取られる。

「三つのこと」を一緒にしないで下さい!!

ドアを閉める。御主人と子供と三人で歩き出す。

途中で妻が「子供を保育園に連れて行って」と夫に頼む。

妻は家に引き返す。

鍵をかけたか、心配になったのだ。

「あぁ良かった。鍵がかかっていた」ほっとして妻は駅に急いで向かう。

あれ!!　本当に鍵がかかっていたのか?

またまた考えれば考えるほど、不安になる。そういう症状が確認症である。

不安で電車に乗れない。

仕方なく、二度目の引き返しになる。

確認症になると、遅刻がたびたび起こってくる。

そこで、退社命令をつきつけられてしまう。

コロナウイルス問題で再就職が難しい中、不景気で人を減らしたい企業では、くびにすることが簡単に行われているので確認症をとりあげた。

本来の生活では、確認症にまで発展しない「心の病」であるが、今は日常生活が変わってしまい、しなくても良いことに注意しなければならないようになってきた。

要するに、朝の外出の時間帯。数分間にあれもこれもする作業が一瞬に詰まってしまう。

一つ一つの事柄に確認が取れないまま、次の準備をしてしまう。

そのことで、脳細胞が短期記憶で処理してしまう。

支度が終わり出かけようとする。

「鍵を閉めたかな?」「アイロンの電源切ったかな?」「火の始末は?」

不安を生じさせてしまう。

短期記憶で処理すると、早いもので七秒で消えてしまう。

外に出かけた頃、記憶が定《さだ》かでなくなる。

そこで「引き返し行動」が起こってしまうのだ。普段なら起こらない、出勤前であるが……。

今はコロナウイルス問題に、より神経をとがらせる日常になっているので、負担が大きく、確認症や不潔恐怖症を表に出してきている。

★確認症を出さないアドバイス

①二度声に出して言おう

- 朝、いつもより二〇分〜三〇分早く起きよう。
- 朝はゆっくり朝食をとり、身支度をする。
- 例えば、「火は切った」と声に出して、二度言おう。

声に出して、自分の行動を言うことによって、次の行動に入る間が取れる。

●「玄関の鍵を閉めた」とゆっくり二度声に出して言うことで、駅に向かう道で、引き返しがなくなる。

それでも心配になって引き返した人は、同時に行動しながら、鍵をかけないで下さい。

「行動しながら、早く会社へ行かないといけないと思う」

「行動しながら、早く郵便局に行き、会社へ向かわなければと思う」

そうすると、自分を「せき立ててしまう！」のでそのようなことはしないで下さい。

②過密スケジュールの中、完璧に行動しようとしない

●行動しながら、運転をしながら自分を「せき立てる」と前方不注意で人をはねる、ぶつかることも起きてしまう。

確認症を発症する人は、「几帳面、真面目」な人がほとんどである。

だから、完璧に行動をしたがる。完璧に行動しようとすると、あれも、これもしようとする。同時に物事を考えている。

そこで、脳から三つのうち、ひとつがこぼれ落ちる。


脳細胞の短期記憶は七つの用語を覚えようとする。

六つ目、七つ目で最初の用語を忘れるようにできている。

数字「五―七―四―六―八―九―二」

七ケタが正しいかどうか分からなくなるのが、短期記憶の特長である。


確認症になる人の多くが、日常生活が過密スケジュールの人が多い。

ここで、コロナウイルス問題で日常生活が「マスク使用、人とのソーシャルディスタンス、アルコール消毒」など、余計な手間が加わってきている。

同時に先々の経済を考えて、少しでも安い食料を買う。など、面倒なことが加わった。
そこで、普通の人達がストレスなどで、心の病を発生させてきている。

★「まあ~明日やろう」と思えばいい

「今日できなくても、洗濯は明日しよう」とゆったりした気持ちをもつようにしよう。

職場で、対人関係の問題が出ると、ついつい夜まで悩んでしまう。不眠からうつ病を引きおこす。

うまくいかない人に対して、気をつかっても、うまくいかない。
朝、夕の「挨拶」だけ、目を見てしっかりするだけで十分だと割り切ろう。

妻が食事の支度をしても、夫がしても、毎日の食事にはストレスが生まれる。
経済的やりくりに頭が痛い。

コロナ問題が、今までになかった苦労を生んでいる。
心の病は自分なりに我慢してきていたが、新たに我慢が加わると、突然、心の病を発生してしまう。

日常で「まあ～明日やろう」と思える人は、普段のストレスが少なくて済む。
同じ状況で生活していても、心の病になりにくいと言える。

自分を追い詰めて、完璧にやろうとすると、大きなストレスになり、心の病が発生してしまう。

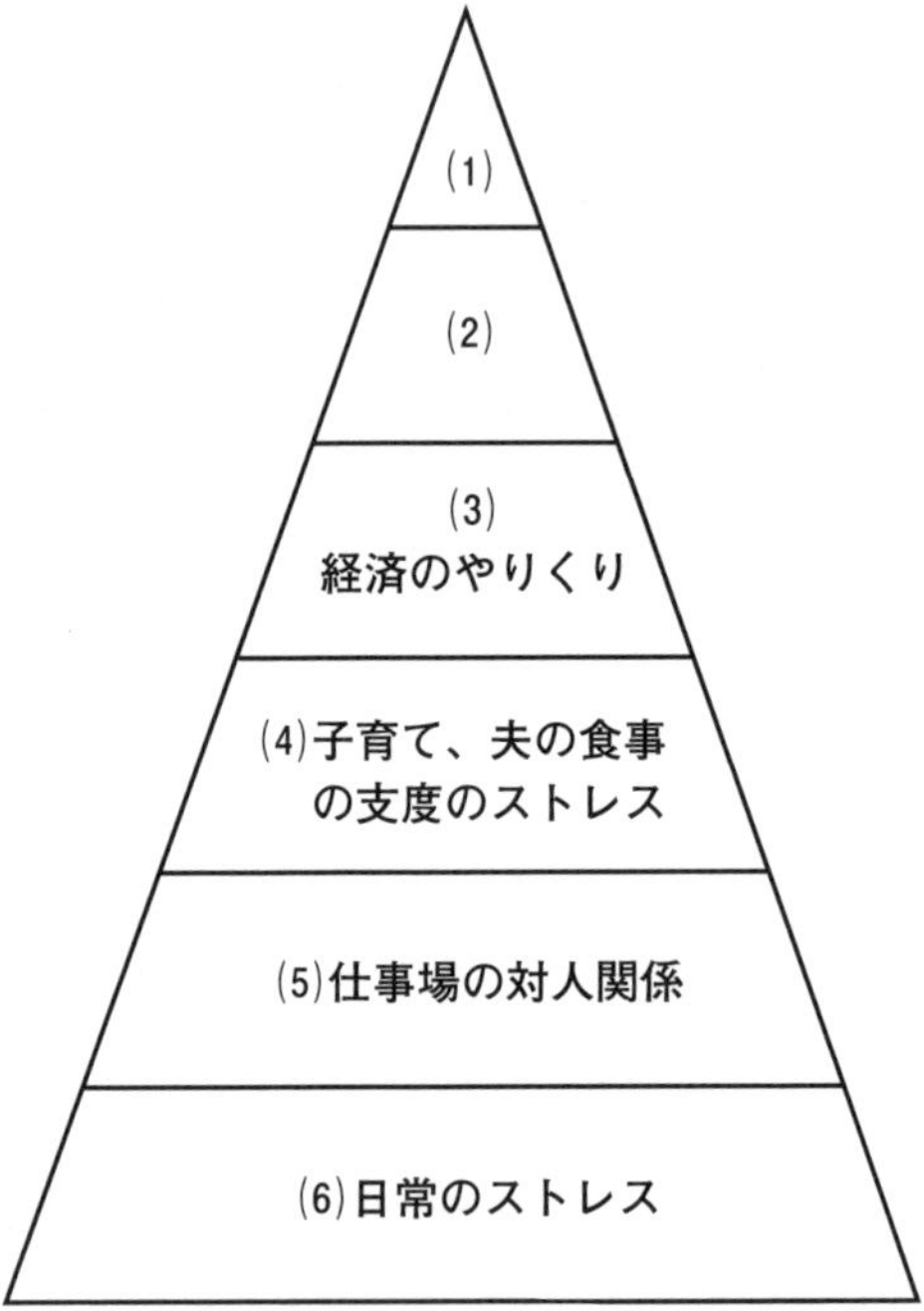

(1)コロナ対策で、テレワーク、会社の休業

(2)コロナによる日常の変化がストレスを生む

(3)経済のやりくりが大変

(4)妻でも、夫でも家族の食事にはストレスがかかる

(5)対人関係の問題で深く悩まないようにしよう

(6)真面目、几帳面、やるからには完璧にしたい性格
の方への注意!

★自分で楽しいことを考えよう

コロナウイルス問題で日常が新たに変わりつつある。

生き抜くために、日常で笑える楽しいことを自ら作る時代に入ってきている。

楽しめる娯楽施設はクラスターが出る可能性があり、行けなくなっている場所が多く存在する。

スポーツにしても、なかなか楽しめなくなっている。

だから自ら楽しいことを考える時代に入ってきている。

「自ら楽しめる」ことはなかなか見つかりにくい。

そこで、将来を見据《みす》えた趣味を作る。

例えば九時～一五時が本業。そして楽しいこととして副業を入れる。そのことでリフレッシュできる。

●ネール教室 ●家事代行 ●洋服のリフォーム ●家のリフォームなど

★自分の生活を本業以外にも始め、生活費をかせぐ時代

秋から冬にかけて、暖房に役立つマフラー、手袋、チョッキ、座布団などを作ろう。

今頃は、自分が作った作品がネットで出品して「イイね!!」がつくと高く売れる時代に入っている。

物を作る → 指先 → 脳に直接伝わる

作っているうちに脳が刺激される。

発想が生まれやすくなる。→ 夢が広がる世界の誕生となる。

手作りバッグや財布、椅子のデザイナーさんは、男性が多い。

新時代は、自分の生活の中で本業以外にも何か始め、生活費を稼ぐ時代になる。

いち早く趣味を土台にして「始めたもの勝ち」かもしれない。

★僕の趣味探し、教室通い

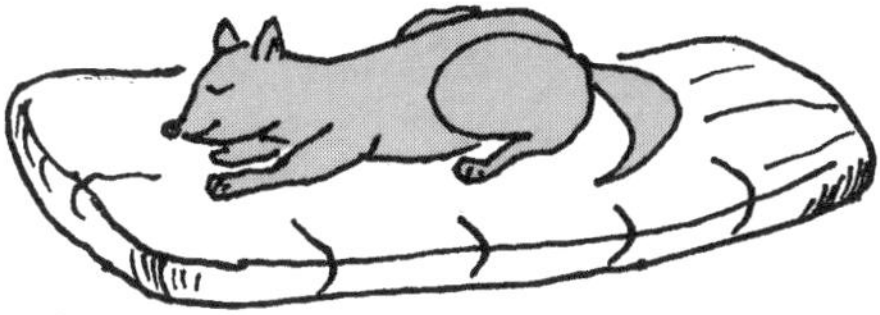

僕の失敗作。娘（柴犬）のために、大きな座布団を作った。

- 人が横になれる長さである。
- 一カ月ぐらいかけて、土曜の夜だけ作った。
- 使いごこち最高。

娘の柴犬がすう〜すう〜と眠っている。

汚くなったので、ゴミに出したい。

失敗は、ゴミを出すには大きすぎたことだ。ゴミは有料ゴミになる。

それは、良いとしても愛着が出てしまって、捨てきれない。

自分が作ったものは、捨てられなくなる。物が生きている意味を知った。

今は、男女問わず、手作りできる店がたくさんある。店によってはミシンを一時間いくらで借りられる。

趣味として物作りする。

「こんなのが、あったら便利かも!!」と思えるものを作ると、気分が上がる。精神的に面白くなる。

そして「売るにしても、売れやすい」と思われる物を作ってみよう。

僕がクリニックを開業したばかりの時は、デイケアーを開くためにいろいろ準備のためにやった。

一八時に診療が終わると一八時半からの料理教室に入会した。曜日を変えてパン教室にも通った。手芸教室も行った。

デイケアーの患者さんが、独りでも食べていけるレベルに近づいてもらいたい一心で僕自身も修業した。

その中で、一番面白かったのが手芸である。

自分の作ったものが形となり残っていく。日常で使っていける。


大失敗はパン教室であった。

パンをこねる。その作業が長びき、パン生地を寝かせて整形する。焼くまでの作業が長い。

一人一人の体温が違うので、イースト菌の発酵が早い人と遅い人との差がある。

焼き上がって、形はパンの顔をしているが、僕のパンは歯が折れるのではないかと思うぐらいに、冷めるのにつれてカチカチになった。

これは、デイケアー向きではないとあきらめた。

パン教室ではパン職人を目指す人達の中に、ポツリと一人僕が通っていた。

発酵待ちの二五分間で、お茶とクッキーが出る。話したい人は、いろいろ日常をしゃべり出す。僕は皆さんのお昼間の仕事の話についていけずに、聞き役であった。

あの楽しかった手芸教室、パンの失敗教室がなかったら、趣味探しについて語ることは、なかったであろう。

コロナウイルス自粛期間中、飽きることなく、仕事ができたのも、趣味があったからである。

面白いことを探すのは難しい。

人間は、やる前に頭で考えて答えを出してしまう。

だから始める前に趣味を探さない傾向が強く出てしまう。

★全員が主役の時代に入った

新型コロナがいっこうに収まってくれない。

コロナ問題が起こる前「二〇二〇年一月一八日」までは、会社には指導力を握る人がいた。

上司の指示に従って、仕事をしていれば、自動的に給料が支払われた。

それが当り前だと誰もが思っていた。


多くの人達が乗った「会社、店、団体」という船がコロナ自粛で荒波にさらされて、左右に揺れて前進不可能となった。

指導力を握る上司達も、どちらに舵を切って良いのが分からない。深い霧と荒波にもまれてきている。日本経済はどうなるのだろう。

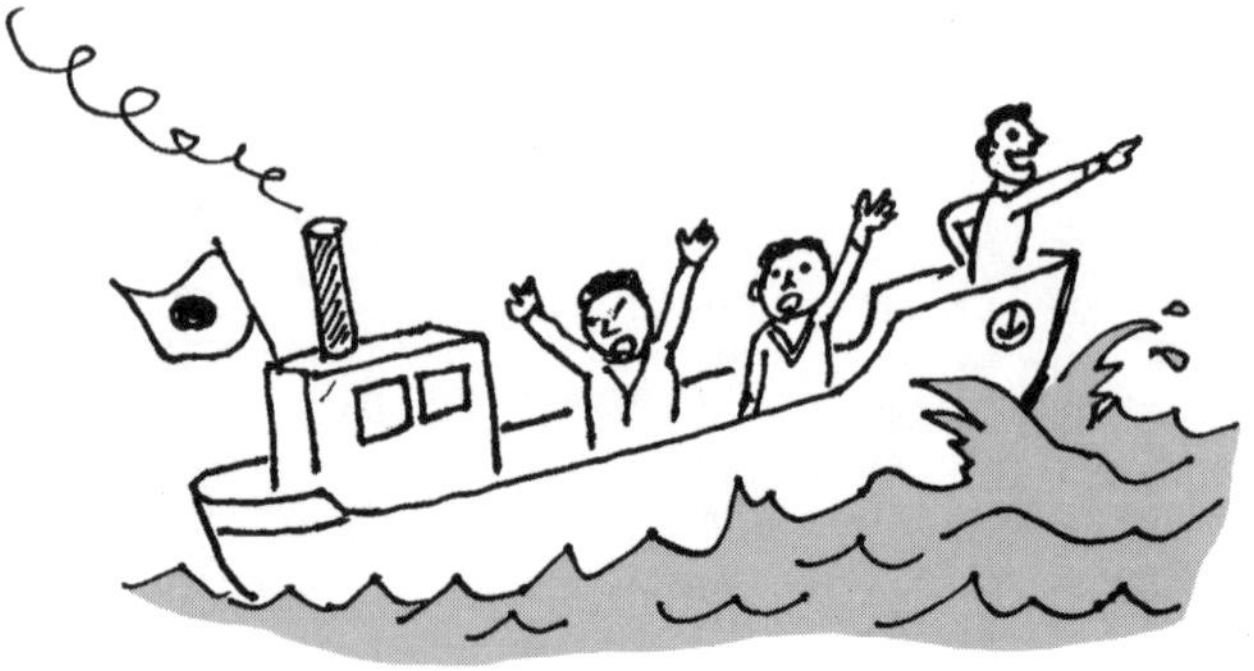

「会社、店、団体」という船が荒波で前進不可能に

そうなんだ!!

一人一人、全員が生き残りをかけて考えなければならなくなってきている。

会社、店、上司まかせでは、生活が守れなくなっている。社員に何の知らせもなく、突然倒産するということがおこる。

社員寮に住む人が二週間で寮に住めなくなるケースもある。

ハローワークで失業保険の申請を出すが……住むアパートが見つからない。失業保険がすぐ通らない。

日本のシステムでは、住所がないと、申請が通らない。

そして、生活保護を受けるにしても、住

所が必要である。

本当に困っている人には、保証人になってもらえる人がいない。

そこで、アパートを勧める不動産屋さんが、保証人になってくれて、やっと住所ができた。就職活動に入るにしても、ストレートに辿《たど》りつけない現実がある。

いっきに財布の中身がなくなるという状態が、コロナ自粛で起こっている。

★資本は自分の体と心と未来への夢

誰もが、生活を守るために必死である。

一人一人ができるレパートリーを増やし、未来の新しい仕事に辿《たど》りつくしかなくなっている。

自分には、「そんなことはできない」と思う人達も多いであろうが、人に頼れない時代に入ってきている。個人個人が生きるために必死であるがゆえ相談に乗ってもらえない。

一人一人が生きるために主役をこなす新しい社会が生まれつつある。

時代は変わって、「自分で考えて、自分が演出して人生の主役を務める」時代に入った。


東京では暮らしにくいと田舎に移住して、パン屋を経営している人もいる。

別の人は農家の広い土地を借り、ハーブ畑をやって、都会のレストランに買ってもらっている。

野菜の直接販売をインターネットでやっている。

様々なアイデアを出して、物作りに励む。そして直送している。

新時代の幕が上がっている。

そんな中で最も大切なのが、健康な体作りにある。

自分が社長で、自分が従業員で、自分が販売員である。独りで主役を務めるには、健康な体と、健康な心が必要である。

資本は自分の体と心と未来への夢である。


僕が感心したのは、コロナウイルスで、夏の実家に帰れない人達のために始まったビジネス。ふるさと納税を四千円以上すると墓の掃除をしてくれて花を飾ってくれる。そして、その写真が送られてくるという、なんだか心がホッとするビジネスをテレビで見た。

人の考えはすごいと感心した。


コロナウイルス問題が起こっていなかったら、成り立たないビジネスだったかもしれない。

人の体と心が健康であれば、できることがたくさんあることに気づかされた。

3章
自分の健康は自分で守ろう

★運動不足による筋肉の衰えを防ぐ

コロナウイルスの影響で、若い働き盛り五〇歳代、六〇歳代の人達が急速に老化を起こす。

人と人とが接触を避けることにより、運動不足、そして、しゃべらなくなる傾向が出る。そこで食欲低下により、筋肉の衰えが出てくる。

今日は、鼻歌で階段を下りてくる。

同じ自分であっても、五日後、階段を下りるにあたり違和感を覚える。

「先日のように」階段をトン、トン、トンと下りられない。

「あれ〜！　どうしたのだろう」と不安を覚える。

二〇代であっても、足を骨折すると一カ月で足の筋肉は衰え、痩せる。

二〇代の人でもギプスをはずすと、二週間歩く練習（リハビリ）をしながら、筋肉をつけていく。

ましてや、五〇代～六〇代に向かう人達が運動不足になると、衰えは筋肉からやってくる。

成長については、二〇年にかけて成長していくが、老化はある日突然、五日間でやってくる。

それが老いの怖さであり「老いるのを待って下さい」と心が叫ぶが、待ってくれない。

足がもつれてくる。

少しずつ筋肉をつけていくことで衰えが止まっていく。

〈筋肉をしっかりさせる食事〉

二〇代～三〇代ならば、豚肉でも良い。

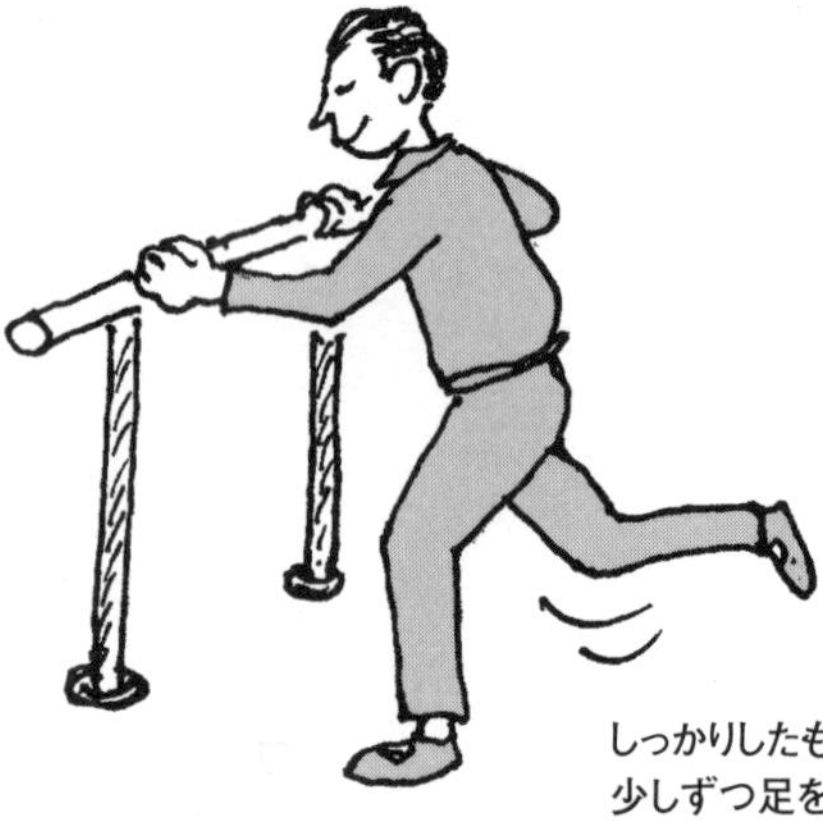

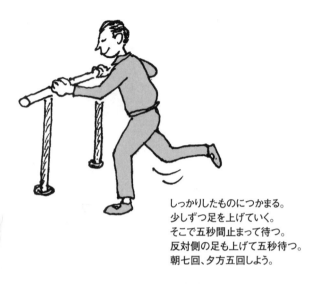

しっかりしたものにつかまる。
少しずつ足を上げていく。
そこで五秒間止まって待つ。
反対側の足も上げて五秒待つ。
朝七回、夕方五回しよう。

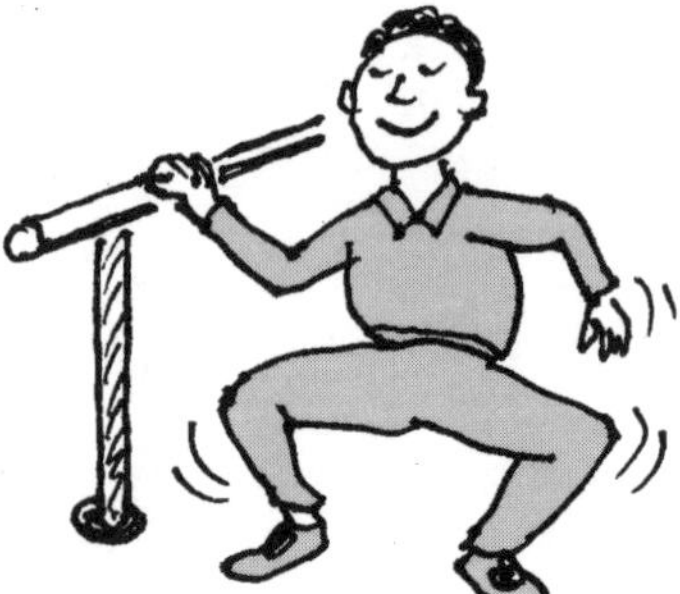

物につかまってやって下さい。
坐る姿勢で止まり、五秒待つ。
立ち上がる。股関節をしっかりさせる。
朝七回、夕方五回しよう。

できれば赤身の牛肉が良い。なぜなら「コレステロール」が少なく「高タンパク質」だからである。

四〇代、五〇代、六〇代ならば、牛赤身肉と鳥肉は血栓ができにくくなる。

六〇代、七〇代、八〇代の人達は

赤身肉（牛肉）、カマボコ、ソーセージ、魚のすり身、

高タンパク質が取れ、脂肪が少ない。

高齢者の方には良い高タンパク質で筋肉がつく。

そして、玉ねぎ炒め、キャベツ炒め、ニンジン、ニラ炒め、できれば肉を焼いた油で炒め、塩、コショウ味に馴れる。

高血圧を防ぐために「しょう油・ソース」など味の濃いものはできるだけ使

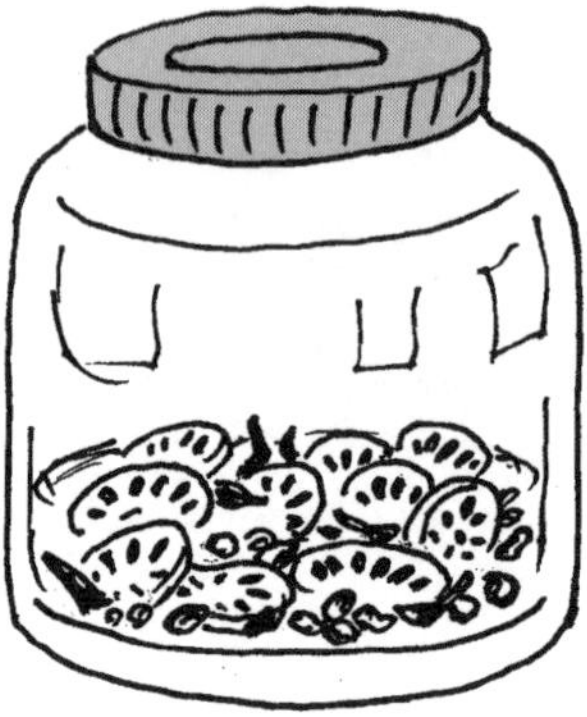

薄切りしたレンコンを１分間ゆでてザルで湯切りする。そしてビンに入れる。「簡単酢」という酢を入れるだけで、味が美味しい。そこで赤トウガラシの輪切りを入れる。一週間食べよう。

わない努力をしよう。

毎日濃い味に馴れると高血圧になってしまう。

味は野菜が持つ味を楽しもう。

濃い味が好きな人達は「輪切りトウガラシ」が一袋一〇〇円でスーパーで売っているので、そのトウガラシを野菜にパラパラ（一〇個位）振って、炒める。塩と味の素で十分美味しくなる。

赤トウガラシは血管を柔軟にする。

脳梗塞予防になる。

毎日の食事を少しだけ変える。

老化予防になる。

★貧血予防の食材

血液を作る、造血剤の役目を果たしてくれるのが、レンコンである。

レンコンスライスを鍋に入れ、水を入れる。

さっと一分間ゆでる。

ゆで上がったらビンに入れて簡単酢で味つけして赤トウガラシの輪切りを入れる。冷蔵庫に入れておくと四～五日食べられる。

赤トウガラシとレンコンでの組み合わせはなかなか良い。


〈男性でも作りやすい料理〉


ゴボウはコレステロールを下げる役をしてくれる。

ゴボウをオリーブ油で炒め、赤トウガラシの輪切りをパラパラ入れる。4分間過ぎたら砂糖少々、しょう油が少々、味の素を入れる。火を止める。

料理の味は、冷める間に入っていく。

赤トウガラシを入れることで、薄味でも食べられる。

二日間は食べられる。


〈ニンジンをオリーブ油で炒める〉


ニンジンは炒めることでプロビタミンAに変わる。ビタミンAとして人の体に吸収される状態になる。

血を作る状態になる。

炒めたニンジンに簡単酢を入れて、輪切り赤トウガラシをふるだけで
切り方によるが、千切りなら三分間でしんなりする。

味つけは「簡単酢」だけで十分美味しい。二～三日は食べられる。

★高血圧予防の食材

〈白菜を炒める〉

白菜は、体の塩分を便にして出してくれる役割がある。

白菜と赤トウガラシは最高の組み合わせである。

白菜キムチ、白菜を炒める。砂糖少々、しょう油をたらす。

赤トウガラシを振りかける。炒める時に油あげを入れると良い。美味しい。

これは、作ったらすぐ食べた方が良い。白菜から多くの水分が出るからである。

〈生白菜のタラコ、イカ塩辛のせ〉

白菜の茎の白い所を斜め切りにする。

味は何もなしで、白菜とタラコまたはイカの塩辛をのせ、パリパリ音をたて

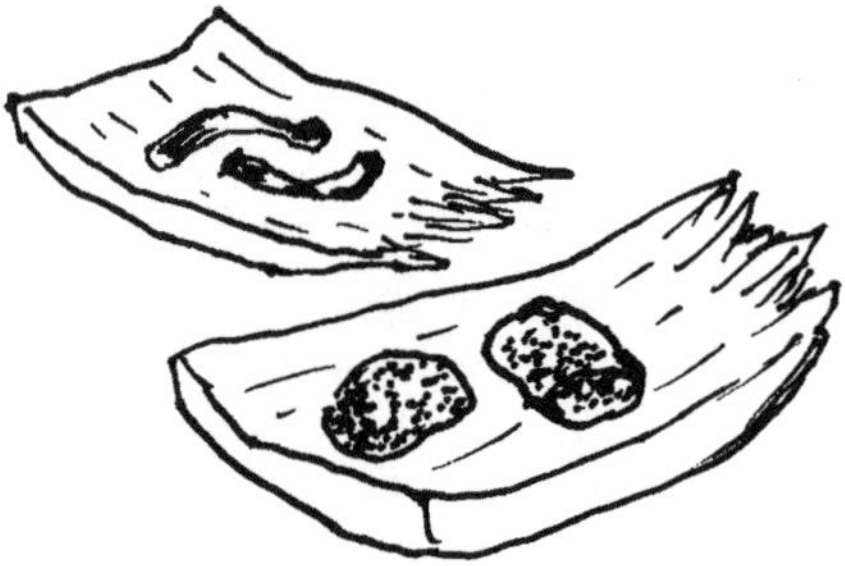

生白菜のタラコ、イカ塩辛のせ

て食べる。

高血圧の方は、塩分控えめで食事をするのが基本であるが、白菜の白い所を斜め切りにして食べると普通に食べられる。

白菜は秋から冬を通して安く買える。

高血圧の方には良い薬である。

体に良いからと言って、たくさん塩辛・タラコを摂取しないで下さい。二口〜三口で止めて明日の楽しみにしよう。

高血圧が進むと「鼻血」が出る。

サインが出たら、かなり高くなっている。

特に焼肉、ステーキなど高カロリーのものを食べてビールを飲むと鼻血が出る。

徹底して食事で高カロリーを取らないことである。

運転中に脳梗塞になると大事故につながる。

眼の中に虫が飛んでいる症状が表れる人もいる。「飛蚊症《ひぶんしょう》」である。

高カロリーの物が好きな人に出やすい。

食事は薬である。

毎回の食事で、知って食べるか、知らないで食べるかの違いは必ず出る。

脳梗塞になったら、多くの人達が体の麻痺《まひ》が残り、リハビリが大変になる。

なかなか真っ直ぐ歩けずに不便な生活が続く。

★骨折予防の食材

若い人は、運動した後に汗がにじむ時に「牛乳」を飲むとよく吸収される。何もしない時、牛乳を飲んでも排出されるだけ。

汗がにじむ状態で、牛乳を効率良く取ろう。

身長を伸ばしたい若者の方々は、カルシウムを取るタイミングを気にしよう。

高齢者に近づく方々は、動物性カルシウムを取るのを控えよう。

その理由は、血液中に血栓が溜まる原因になる。個人差があるが、高齢者になるにつれ、代謝率が低下。そこで血栓ができやすくなる。

「血栓」ができて血管の破裂場所によっては死に至る。

亡くならないにしても、歩行困難や言語障害を引き起こす。人によっては、指先が自由に使えなくなったり様々な後遺症が残りやすい。

困ることに、リハビリを続けても元には戻りにくい。
再び、脳梗塞が出やすい状態になることが多い。
若い時から「ステーキ、天プラ、焼き肉」など、美味しいものが大好きな人に出やすい。

また、アルコールを欠かすことなく愛して飲んだ人に出やすいと考えられる。
タバコが大好きな人も要注意である。

そうした理由から、カルシウムの接取には、食材選択が欠かせない。

高齢者に近づくにつれて、骨折を防ぐために、コレステロールの心配がない食材をおすすめしたい。

〈強いカルシウムが含まれる里芋〉

●里芋はやわらかくなるまで水から煮る。
●煮えたら、すりゴマと白味噌で和える。隠し味に砂糖を少々。
●あとは、春菊を一分間ゆでて湯切りをしっかりしてからみじん切りにして、里芋にまぶす。

しょう油を少々たらすだけで食べよう。

春菊は癌の予防食材なので使ってみよう。
里芋は湯がいておくと、好きな煮物に使える。
鳥肉のミンチと一緒に炒めて、しょう油、砂糖少々で味つけ。

里芋、ピーマン、かんぴょうの順番でカルシウムが豊富に摂取できる。
男性は血圧が高くなりやすく、脳梗塞にもなりやすい。

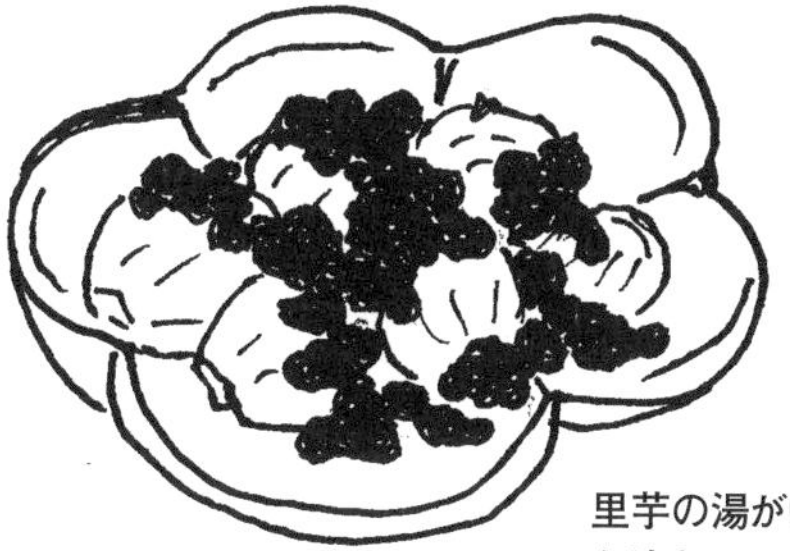

里芋の湯がいた上に、鳥肉ミンチをかける
コレステロールを下げる食材である

その理由は、自分の好きなトンカツ、ステーキ、ギョウザ、ラーメンなど高カロリーのものを食べる日常が、積もり積もって血栓を作ってしまう。好きな美味しいものは、だいたい高カロリーである。

口に入れた瞬間、美味しいと感じる味覚が高カロリー食品である。

体に良い春菊、小松菜のおひたしなど、瞬間の味は美味しいと感じないかもしれないが、噛んでいるうちに唾液がまざり「じゅわ～」と美味しくなる。

体に良いとされる野菜は「じゅわ～!!」と美味しさがわかってくる違いがある。

〈ゼラチンを摂る〉

カルシウムと同時に軟骨もケアしなくてはならない。

ゼラチンを買って、好きな缶詰でゼリーを作ると良い。

鳥肉鍋をすると、ゼラチンが取れる

マグロ、タイの眼の周りに、ゼラチン質を含む場所を食べると良い

骨折した時は、ゼリーを食べると早く治る

痩せた軟骨を太らせることによって神経を圧迫しなくなる。

半年から八カ月、毎日食べることで、痛みは改善へ向かう。

★食材は薬である

なぜ、食にこだわっているのか？

このようにコロナ騒動が長びくとコロナウイルスにかからなくても、病気に

なっていく人が増えてしまうと考えられる。

コロナウイルスが長びくならば、自分の体は自分自身で守っていくという前向きの姿勢が今こそ必要だからである。

自分の体についてあまり知らない人に簡単に理解してもらえる取り組みをしたいと思い、食材選びを上手にして、弱った体を元気にする対策が必要と考えた。健康な時は、健康について深くは考えない。元気が当り前だと思ってすごしてしまう。

体に少し不調が起きると、心が不安になる。気分が晴れなくなる。日常の片づけだって面倒臭くなってしまう。

そこから全てのバランスが崩れて、怒りっぽくなったり、仕事に行きたくなくなったりする。

僕は、高血圧になり、二年間苦しんだ。

美味しい高カロリーのものが大好きで、すぐには食生活を変えられなかった。

高血圧のせいで、頭痛が起こりやすくなった。

そのうち、人間ドックで中性脂肪が高いと指摘された。

しかし、「明日から食生活を変えよう!!」と毎食思うが、美味しいものに手が出てしまった。

だらだら二年間、そんな生活を続けていたある日、医師会の集まりがあった。


公の場で「鼻血」が流れ落ちた。

Yシャツに、水玉模様の柄が「真っ赤」に染まっていた。

何しろ、真っ赤という色は、周りを焦《あせ》らせた。


その日から、高カロリーはやめた。

大恥《おおはじ》をもう二度とかきたくなかった。

そして半年が過ぎ、血圧は下がった。

気を許して、少し美味しいものとビールをグラス一杯飲んだ。次の次の日に血圧が上がった。

その時「食材は薬である」と実感したのだった!!


忙しい毎日、面白いことが少ない。「せめて、美味しい物を食べる楽しみは欲しい!!」と言って気を許す。そこが間違いである。

コンビニ、スーパーでおでんとサラダを買う。おでんはコンニャクのゼロカロリーとおにぎり。


みじめな夕食が情けなかった。だが今回は続けた。日々が過ぎるにつれ、みじめさは喜びに変わった。

頭痛も鼻血も止まった。

嬉しいことに、睡眠が深くとれるようになった。

娘の柴犬のイタズラ好きの娘を連れて四五分間早歩きをしても息切れがなくなった。

おでんのコンニャクをベースに、空腹を止めていき、ゆっくり野菜サラダを食べる。

ゆっくり噛むことで、唾液量が増え空腹が止まる。

そして、血圧が思いっきり下がったら、時々油のないヒレ肉を焼き「コショウ、塩、レモン汁」で食べる。


健康な方達には「食事制限がどれだけ厳しいこととはわからないだろう」

好きなものを、好きなだけ食べられない日々はストレスが溜まる。

そこで、病気にかからない日々の対策こそが生きる目的であり、希望を膨《ふく》らます夢作りになれば、個々が幸せを感じられる。

★九二歳の弁護士さんの健康の秘訣（米ぬかとハチミツ）

米ぬかを少し炒める。そこにハチミツ大サジ一杯でかき混ぜる。毎日大サジ一杯、朝なめる。顔の張りが出る。シワが高齢者になっても目立たない。

九二歳の弁護士さんがおられる。そろそろ引退をしようかと相談があった。六五歳にしか見えない。つるつるゆで卵の肌に驚いた。相談を棚上げにし、肌の話になってしまった。もう六〇年も米ぬかとハチミツだけ、毎朝食べている。「妻がずっと朝作ってくれている」そうだ！

人と人の話の中で、一生助けられたりする人生経験があると思った。「整形手術しなくても、若くていられるんだ」と思った。

弁護士さんの私への相談の解答は、九二歳であっても、

●真っ直ぐ歩ける。しっかり睡眠と食事がとれる

●認知症検査がひっかかっていない

この二つに問題がない時は、仕事を継続した方が良いと、おすすめした。

その理由として、

仕事を辞めることで、老化が半年、一年で急速に進んでいき「心の病と身体の病」が発生してしまう。

日常生活の変化は、ダメージが強く出てしまう恐れがある。

九二歳の弁護士さんでなくても……一般の会社勤めの方が六五歳で退職する。

●日常の通勤がなくなる

●会社での会話量がなくなる

●決まった時間に起きる、寝るが変わってくる

こうしたことで、会社を退職した後、半年か一年で認知症やうつ病を発生させるリスクが高い。

退職後の「再就職または毎日できるボランティア活動や趣味」を検討して下さい。

再就職については、仲間達と多くの会話ができる場所を検討すること。認知症の予防になる。

ボランティア活動で、街の空いている場所に花を植える。空き地はゴミが捨てられ、街が汚くなる。区長さんに声をかけて、空き地を使うまで許可をとって欲しい。

それまで元気に働いていた方達が退職なさった後、認知症を発生させて、家族が困るケースが増加している。

★免疫力を高める料理

自分で、「コロナウイルス問題を逆手に取って、家庭内で免疫力を高める食卓作りをし、健康でい続ける対策をしよう」と思うことで心に余裕が生まれてくる。

まずは免疫力を高める、おいしく食べられる料理をひとつ!!

男性でも鼻歌を一曲歌うとできてしまう。

〈エノキ茸の簡単煮〉

エノキ茸をしょう油と砂糖、ミリンで味をつける。
食べて塩加減を見て下さい。
「美味しい」と大声で自画自賛して下さい。

米のごはんの上にエノキ茸だけを乗せて食べて下さい。
ごはんが止まらない。
大声で自画自賛することで「僕にも自慢料理ができた」と自信につながる。
自画自賛を独りの時にすることで、次に挑む力が出る。
自分の背中を自分で押して、前に進むことが、コロナ新生活では一番必要なことだ。
次に同じ味つけで、シイタケでやって下さい。

●エノキ茸は鼻歌一曲で、できる二分間だが、シイタケは身が厚いので、五分間を目安にして下さい。
「免疫力を高める食材は、キノコである」と覚えておこう。

エリンギというキノコがある。これは火がやや通りにくいキノコなので、サラダ油かオリーブ油で炒めると、早く火が通る。味は「レモン、コショウ、塩少々」。

男性でも、できる料理を覚えて、妻に楽をしてもらう。そんな優しさがあると良いですね!!

免疫力を高める料理を作って食べていれば風邪などすぐ治る。

コロナ時代は、自分ができるレパートリーを増やすことにある。

レパートリーを増やすには、簡単なことをやって、自画自賛をする。自分の心をヤル気にさせることが、勝負である。

なぜかというと、倒れても誰も助けてくれない。人に近づくなと言わんばかりのコロナ時代の状況である。

自分で自分を元気づけなくてはならない。そういう時代を歩き始めたのである。

そのことにいち早く気づかなくては、弱い人達を、これから先に助けてあげられない。

★粘膜強化の料理でウイルスの侵入防止

ウイルスは口の粘膜、鼻の粘膜、眼の粘膜から入ってくる。粘膜強化を図る食材に眼を向けよう。

家で食事をする人達が多くなってきている中で、同じ食事をとるにしても、粘膜強化を目指す食材にしよう。

口から食道にかけての粘膜強化。同様に鼻の中の粘膜強化を図ることが重要である。

〈みそ汁〉

同じみそ汁を作るにしても、長ねぎを大きく切って入れよう。ダシをとって、油あげを入れて、ニンジン、大根（根菜）を入れよう。

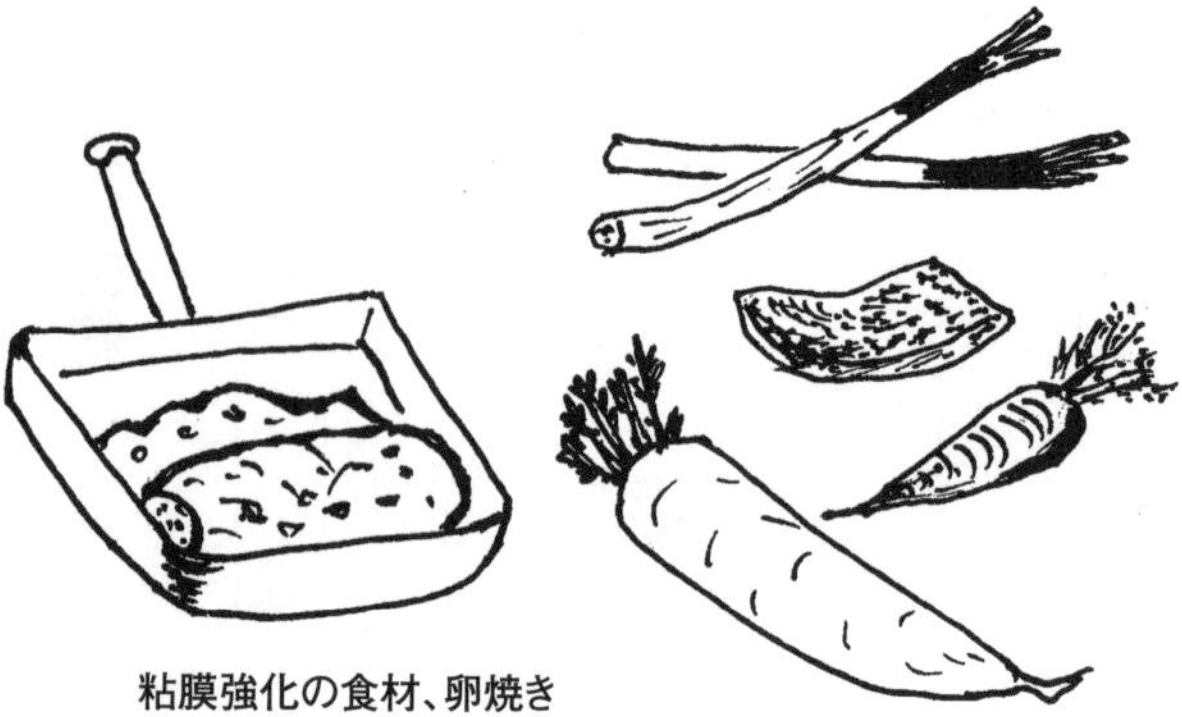

粘膜強化の食材、卵焼き

〈卵焼き〉
同じ卵焼きをするにしても、ニラ、ネギを中心に入れて、卵を巻く。
朝食にパンでも、白米でもあう。
毎日工夫したメニューを考えて、食べることで自然に粘膜強化がはかれる。
男性にでも作れるように簡単なものになっている。

〈玉ねぎのスライス＋赤トウガラシ〉
二分間でできる簡単な料理。
玉ねぎ、トウガラシ、カンタン酢で味つけする。「朝、昼、夕食」一個の玉ねぎを食べられる。

買った「串カツ、あじフライ」のつけ合わせとして、相性が良い。

油もののつけ合わせにピッタリ！

スライサーで玉ねぎをスライスする。

キャベツもスライサーで千切りにする。

赤トウガラシの輪切り、少々とカンタン酢（スーパーで売っている）を少々入れて、かきまぜるだけ。


なぜ、赤トウガラシの輪切りがいつも出てくるのだろう。

血管を柔軟にさせたいから！


男性はラーメン、ギョウザ、カレー、とんかつなどを好む。

高血圧になり、脳梗塞にかかりやすい。

だから、赤トウガラシの輪切りが良い。

〈ニンジンのオリーブ油炒め干しぶどう入り〉

次は粘膜強化食として「ニンジンジン」である。

①ニンジンをスライサーで千切りにする

②大サジ一杯のオリーブ油でニンジンを炒める。三分間。

しんなりしたニンジンにカンタン酢を少しそそぐだけ。

男性でも三分間でできる。好みで「干しぶどう」を入れても良い。

ニンジンのオリーブ油炒めに干しぶどうを仕上げに入れるとお客様にも出せる。秋、冬はニンジンが良い。

日常食は、自分を守る薬と考えるべき時代に入ってきた。

ニンジンを食材として使うときは、油を忘れないで。

油で炒めていないニンジンは「プロビタミンA」に変わらないので食べても吸収されない。

ニンジンの煮物をしたい時は、油あげ、厚あげと一緒に煮るようにしよう。
粘膜強化につながる。
プロビタミンAとして吸収される。

喘息《ぜんそく》などで苦しむ方
風邪をひきやすい方
貧血症の方はプラス「鳥レバー焼」と一緒に食べよう。

いつになったら、終息してくれるのだろう!!
大学の寮でクラスターが発生していたりする。
日本そして世界経済は冷えこんでいる。
いったい、世界はどこへ向かうのだろうか?

将来の舵《かじ》取りが難しくなってきている。

今まで誰も経験したことがない時代を、僕達は歩むことになった。


正しく新時代に、一歩一歩足跡をつけて進むことになった。

ワクチンが早くできて欲しい。そうでなければ経済の傷跡《きずあと》が深くなる。


経済の傷が深くなると、人々の生活が怯《おび》えに走って、財布を開けなくなる。

買物を控えてしまう。そこで経済はさらに冷えこみをみせる。

雇用がさし控えられる。「会社」「お店」を退職させられる人が出る。

大手銀行でさえ、赤字決済になっている。

収入が予定されていた「会社」「お店」の倒産が相次ぐことから、銀行側に赤字が出ている。

この状況からして、頼れるのは自分自身の健康で、今以上に重要となる。

★睡眠を深くするのは食材と運動

皆様は睡眠が大切だと思っているでしょうか。

その通り。睡眠が大切であることは間違っていません。

しかし、睡眠を深くするのは「食材と運動」にある。


眠る前に、腹一杯食べる、それも焼肉とビールと白米。

美味しかったなあ～。また焼肉を食べに来ようと思いながら、幸せ気分でベッドに横になる。二時間で、目がさめてしまう。

トイレに行って、眠れなくなる。

ビールを飲んで眠ると四五分間で目が覚めトイレに行く。

ビールを飲んだ↓肝臓と腎臓はフル回転で血液中のアルコール、そして血液中の血糖を抑えようとして働きづめになっている。

食べて二時間半、体はなんとか正常に戻すことに成功する。トイレでいらない栄養分を排出する。トイレが終わって、眠れなくなるのは当り前だ。内臓は、今の今までフル回転で働いていたのだ!!

食材選びを大切にしよう。深い睡眠ができるようになる。

〈長ねぎとキノコ、コンニャクと牛肉のすき焼〉

長ねぎ↓牛肉↓「すき焼」をしよう。

キノコ↓カロリーはほとんどない

コンニャク↓カロリーがほとんどない

これらを入れてすき焼にする。食べすぎはいけない。

〈野菜たっぷりの魚のホイル焼〉

玉ねぎ、ニラ、ニンジンのスライスを魚の上にのせてホイルで包む。
レモン、コショー、塩をでき上がってからふりかけよう。
野菜たっぷりで、薄い味つけに馴れるようにしよう!!

〈鳥肉をキノコ類で包んで「アルミホイルで焼く」〉

キノコの菌が鳥肉の硬い所を柔らかくする。

一度試して下さい。

★牛肉を梨汁につけて柔らかくして食べよう

高齢者の方が入れ歯で噛みにくい肉を柔らかくして食べていただく工夫。

牛肉の安いが固いものは、梨汁に半日つける。

安いすき焼き肉が柔らかくなる。

高齢者さんだけでなく、子供さん、若い世代の人達にも赤身牛肉は脂肪が少ないから良い。柔らかくして食べる工夫を心がけよう。


睡眠前の食材選びに力を入れて下さい。

睡眠だけでなく、内臓に負担をかける夕食をとることで、老化現象が早く訪れる傾向にあるのです。


コロナが終息しない限り今以上の不況になるのは目に見えている。家庭で食事をする新生活に安くて体に良い食材選びが大切な仕事になる。

自分の体は自分で面倒を見る時代へと変化するだろう。

★倒れても誰もかけ寄って助けてくれない

コロナウイルスに感染したくない心理があり、待ち合い室に対して怖いイメージを持ってきている。

そのせいか、多くの科で患者さんが少なくなっている。

医療現場へ街の人達が出かけて行かないようになっている。

今までの僕の経験では、見たことがない光景である。


人と人とが距離を取るようになった。

人が近づくと避ける反応がはっきりあらわれるようになってきた。

何を言いたいかというと、二〇一九年であったら、人が倒れる……すると、どうしましたか？　と人が走り寄ってきた。

二〇二〇年から、コロナ禍の今、人は走り寄って来ない。
ケイタイで「人が倒れている」と警察または警備員に知らせる。
「コロナウイルスが伝染してしまうかもしれない」という警戒心が強くなっている。

何を意味しているのか？
外で倒れているとする。「二分間」対応が遅れる。

備えつけのＡＤＨ心臓マッサージをとり出して、胸につけてマッサージを開始。こうすれば助かる命が助からなくなってきている。
人が人のそばを行くことの拒否反応が、「助かる命が助からない」ということにつながる。

自分の命は自分で守るしかない「自己責任時代」に入ってきた。

★外出する時には身につけよう

最低でも、次の内容を身につけて外出すべき時代に入っている。
病院に着いた時、時間が短縮して治療を受けられる。
そのことが、命が助かることにつながる時代に入っている。

◎かかりつけの病院の診察券
◎自分の名前を書いたマイナンバーカード
◎血液型
◎アレルギーの有無、持病、服用している薬
◎家族の連絡先
◎二〇〇〇円ぐらいお金を入れておく。家に電話して下さいと、家族のスマホの番号を書いておく。

●自己責任で身分証明カードを作る。「コピーで良い」と思う。

●自分の子供にも必要になってくる。

学校で高熱が出たりする。

自己責任カードを作って、ランドセルにくくっておく。

教師が慌てることなく、病院に搬送できる。

●高齢者さんは下着に名前、電話番号を書きこもう。

認知症になっているが、本人がなっていることを知らない独り暮らしの人がいる。

年間、身元不明の人がたくさん収容される。「年齢、名前、住所」が分からない。

自分がいつ認知症になるか分からない。

健康な生活を送っている日常において、アンダーシャツ、アンダーパンツ。女性でも、下着に住所、氏名、年齢、連絡をして欲しい人の電話を書く習慣をつけよう!!

★自己責任カードを年齢に合わせて作ることが新時代には必要

コロナの重症患者さんが増えていて、死亡する人数も以前より多く発表されている。

そうした社会背景を見て分かっていただけるように、自分の身に「明日」何が降りてくるか分からない。

最近の夏は四〇℃を超える都市部が多くみられる。

熱中症は健康な人達にも突然降りかかってくる。

熱中症は突然「めまい、吐き気、手足のけいれん……」がくる。そんな状況では住所、名前はしゃべれない。

こんな時に、自己責任カードが首からベルトに吊してあると、周りで世話をする人が慌てないでいられる。

夏が終わっても、危険はいつもある。秋から冬に夏の猛暑でダメージを受けた血管は壊れやすくなっている。

急激な寒さで、暖房の部屋に閉じこもる。

風呂に入る↓買物に外出↓血管の伸び縮みの際↓血管が破れてしまう。

「くも膜下出血、脳梗塞」で街中で倒れる。

新時代は、自分で命を守れる対策を考えておくべき時代である。

自己責任カードの作り方

名前、年齢、血液型、アレルギーの有無
持病、服用薬、通院中の病院名
連絡のとれる相手先
保険証コピー

- - - - - - - - - - - - - - - - - - - -

半分を折る
個人情報を見えなくできる

折った所に「倒れた時、開けて下さい」と書いておく

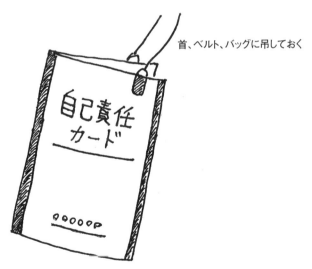

首、ベルト、バッグに吊しておく

個人個人の希望があれば書いておく

人と人との距離を取ることが長く続くと、人の行動パターンは変化してくる。以前と同じ考えで、街なかを歩いて、気分が悪くなっても、人は近づくことが少なくなる。

新時代を生きることは＝家を出る↓目的を果たす、仕事をする↓帰宅するこうした流れの中で、もしも「倒れたら、気分障害が起こったら」帰宅するまでに持っていくもの。

「マスクのスペアー、薬、ハンカチ、ティッシュペーパー、自己責任カードメモ」を毎日持つ習慣が必要になってくる。

★大不況の前兆が見えてくる

戦後は食べるものがなかった。芋の葉、茎まで細かく切って雑炊にした。米も数えるほどしか入れて炊くことができなかった。
ここで、なぜ戦後の雑炊の話が出てきたか？
それは、戦後初めての大不況になってくる可能性があるから。
経済の落ちこみは、そこまでひどくなっている。

恐ろしいことは、高層ビルが高く建ち並ぶ街で起こっている。
街には、世界中から集めた高級車がドンドン入っている。
人の目に映る街は、近代都市の美しい姿である。
誰もが大不況の前兆を想像はしていない。
銀行やデータバンクの一部の専門家は、大不況の前兆を知っている。
「金」が急に値上がりしている。
理由は、安定した資産に少しでも乗り換えたいからである。

戦後、焼け野原の土地を目の前にすれば、ここからどう立て直すのか？　知恵を振り絞り、立て直しにかかるのだが……。我々の目に移る高層ビル、大都市である姿が錯覚の世界に見えている。

コロナウイルス問題で企業の大面積スペースの家賃が払えなくなっている。テレワークを理由にして小スペースに切り換えをしている。

これは、大不況の入口でしかない。

それが理由に！

東京、他府県にコロナウイルス感染が拡大しているが、自粛による店の閉鎖はしていない。

時間短縮に留まっている。

国と他府県がこれ以上、保証金を払うことが難しくなっている。それと同時に、コロナウイルス感染拡大があるにもかかわらず、会社、店を閉店してしまうと、大不況を持ちこたえられないと考えている。

錯覚の世界とは実は恐ろしい。

美しいファッション、スーツ、ドレスを身にまとい、高級車が色とりどりに走っている。

スーパーマーケットには高級食材が所狭しと並んでいる。

どこの誰が、戦後の芋の葉や茎を入れた雑炊しか食べられない時代がまた来るなど想像しているだろう。


大不況になると、コッペパン一個を買うのも苦しくなる。

★栄養不足から多くの病気が発生する

今、日本は戦後初めての経済ピンチに立たされている。

一般国民の皆様には、家庭に打撃を与える、その走りが見えてきている。

野菜が高く値上げの傾向から始まっていくだろう。

それでは、野菜を節約してインスタントラーメンにしよう。

一日、二日ならば、それでも結果として体の異変は起こることはないだろう。

ところが「野菜、肉、魚」栄養バランスが崩れる。

免疫力が弱くなってしまう。

そこから、さまざまな病気が発生してくる。


戦後、芋ばかり食べていた。雑炊ばかりだった時に、免疫力は弱くなってしまっていた。

クラスの友達は皮フ炎にかかっていた。

手足の至る所にできものが出来ていた。一度治っても、また次に違う所に出る。痛みが強いできものである。

人によっては眼に「ものもらい」が頻繁にできる。

栄養不足による「脚気《かっけ》」も多く出ていた。

物が食べられない時代であり、血液を売って、僅《わず》かなお金と牛乳一本をもらう。

脚気《かっけ》という病気は珍しくなかった。

椅子に座る人の膝《ひざ》を木づちで叩く。

膝がピョ～ンと上がる。

上がらない人はハイッ脚気です、と診断される。

見ていて面白い病気もあるものだと思った。

父の所へ次から次へと患者さんが来ていた。

戦後は、医師が少なくて、人が押し寄せて来ていた。

栄養不足になると、今まで考えられない病気が発生してしまう。

大不況に対策できる二分～三分の料理を多く紹介させていただいているのも、それが理由である。

病気になりたくなくても、栄養不足から多くの病気が発生する。

たかが風邪であるが、免疫力がない人は肺炎を起こして亡くなる。

亡くならないとしても、風邪が二週間で少し良くなるが、免疫力が弱いため、次の風邪をもらうのである。

冬の間中、咳き込む症状を出す。

経済の落ちこみは、人の命をも奪うことになる。

通院したくても診察を受けるお金がない人が出る。

経済が冷えこむことで、弱者にとって病気との戦いになる。


戦後しばらくの間、「肺結核」が多くの人達に発生していた。

人に感染する病気で、隔離病棟が山の中に建てられていた。

今のコロナウイルスと同じ情景が思い出される。

そんなある日「肺結核」を治す薬ができた。肺結核は「死の病」ではなくなった。

新薬ペニシリンが登場したことで完治できるようになった。遠い昔がつい昨日のように思い出される。

コロナウイルスが死の病ではなくなる日。

ワクチンが一日でも早く登場して欲しい。


戦後の経済危機。病名コロナウイルス問題の背景があまりにも似ている。

誰も経験したことのない新時代に足をつけて、一歩一歩進まなくてはならない。


誰に何を聞けば良いのかが分からない。誰も経験したことがないから、答えを模索する毎日に焦《あせ》りを感じてしまう。

新薬（ワクチン）が登場するまでは個人個人が免疫力を上げる食事を取り、

健康を守るしかない。
自分でできることを探してするしかない。

4章
自我コントロールの時代

★自分にできることをやる、面倒臭いことでもやる

自我コントロールとは、いったいどういうことなのか？？

食事も自分の体調に合わせて作る。

「自我コントロール」である。

仕事も、会社で働いていても「もしもの場合、どういう形で収入を得るのか？」と先を見据えた自分にできることを考え、行動に移す。

面倒臭いことでも自分で考え自分でやる「自我コントロール」していける人が生き残れる時代である。


例えば、会社が終わり、帰宅。

土、日曜日に先を見据えた品物作りをする。誰もが「こんなのがあったらいいなあ～」と思える物を作ってみる。インターネットを通して売っていくこと

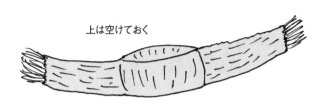

を考えよう。
女性ならば、冬→春まで暖かく過ごせる物作りをしてみよう。

〈便利マフラー〉
①喉《のど》の部分を袋形に二重にする
②手袋を落とす人が多い。袋の中にしまえるようにする
③ホカロンまたはハンカチ、マスクを入れるようにする
実は、喉と首すじから風邪をひきやすい。
同じマフラーでも、買う人の立場で物を作ると売れる。

副業を考える時代に入ってきている。
自分ができる物作りをして、売っていく時代に入る。
インターネットの普及でそうなっていく。

例えば、オリジナル野菜を作る人達もいる。
レストランに卸していた野菜は、インターネットを通じて一般家庭でも買える。

★相手の心理を理解して作れば物は売れる

自分は、どんな物作りができるのだろう?
子供と河原に行って面白い石を拾う。
自分にどんなものが作れるのだろう。
流木で、子供の椅子をつくる。
可愛いデザインを第一に目指す。

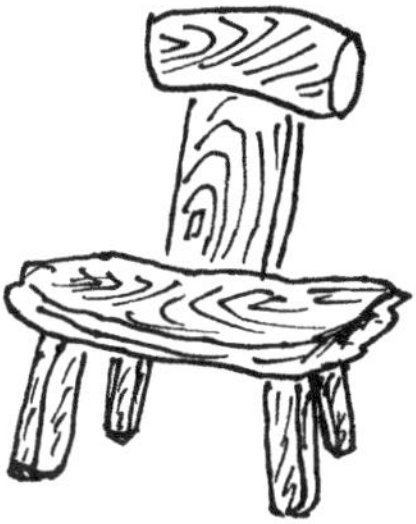

子供の椅子がいらなくなる日が来る

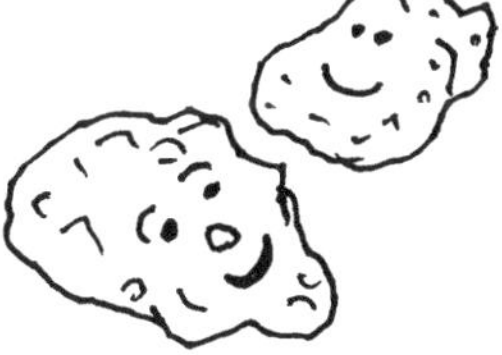

石に眼を入れるだけで、石は生きてくる。

玄関を入る。子供の椅子の上に置かれた花が出迎えてくれる。いつも自分の子供が成長した日々を思い出す空間で、人はほっとする。

人にとって、ほっとする空間があると、夫婦そして子供たちといつまでも仲良しでいられる。

人は、ほっとする空間を、家庭内で持つことができないから、外でほっとする場所を求める。

それが浮気の始まりである。

仕事が終わってほっとする空間を誰もが求めている。

物を作る時に、相手側の心理を理解して作れば物は売れる可能性が高くなる。

自我コントロール時代に入った今、人が頼れる範囲が狭くなってきている。人々は自分の生活を守りきるために必死である。他人のことをかまってあげる余裕がない。

誰が悪いのでもない。新型コロナウイルスが全部悪い。新型コロナウイルス問題により、世界は塗り替えられている。

★サイドビジネスでわずかな収入があるだけで、心の病の発生率は低下する

今では高級フグ店に人が集まっていない。

そこで、フグのハンバーグが登場。

一三〇年続いた高級フグ店が考え出した商品が飛ぶように売れている。

まさに、世界は塗り替えられてきている。

最低でも、大不況は五年続くと、経済の専門家が発言している。

今は、会社勤務ができていても、いつ会社が傾くか分からない。この日本の国内状況を考え、自分の実力で、収入を得る対策を取るべきである。

ゆっくり考えて下さい。

航空会社が赤字経営になるなんて、誰も思っていなかった。大企業が赤字経営になる。それは、そこで働く人達が、明日雇用が打ち切られる可能性が高いということを示している。

何千人もの人達が、職を失う時代に入ってきている。

だから自我コントロールして会社の給料以外の収入を得ることを考えるしかない。

そんなことは馬鹿馬鹿しく思えるだろうが、会社をリストラされても何とかやっていかれるように、毎日毎日できるだけの内職技術（サイドビジネス）の腕を上げておくべきだ!!

サイドビジネスがない人が突然、雇用打ち切りとなった。将来の不安がどっと押し寄せる。

一〇〇％近い確率で、心の病を発生させることになる。

しかしサイドビジネスで食べられるわずかな収入があるだけで、心の病の発生率は低下する。

趣味が何とか、サイドビジネスになるように考えよう!!

物作りをする時に「上手にやろうとしないこと」である。

何事においても「上手にやろうとする」と体が止まってしまい、物作りができなくなる。

たとえば、椅子を作ることを考えてみよう。

出来上がったら、自分が、腰掛けてみる。「居心地」が良いかどうかにより、売れるか売れないかが決まる。

どこか、居心地が悪いところがあるか調べ直す。

その繰り返しによって、自信作になる。

それを売れば、人は喜んでくれる。

物作りに大切なことは、自分を通すのではなく、買う人の側の立場で物を考える。デザインも、色も良い椅子はいっぱいある。ただ長く座っていられないものが多い。


僕の大失敗で「何でこんな物を買ったのだろう?」と思う家具や洋服がある。

洋服は、見た目が良いが「着ていて落ちつかない」「なぜか窮屈《きゅうくつ》で、着ていることに疲れた」そういう服がたくさんある。

物作りとは、窮屈さがあってはならない。

僕のお気に入りの服は、綿一〇〇%のシャツ。センスは今一つであるが……右、左、上、下、まるで皮フのように体に収まってくれる。何年も着てるが、お気に入りで捨てられない。

夏が来るたびに一五年も着ている。

えりとポケットがくたびれ、さすがに今年は着られない。
と思って、ゴミ袋に半分入れた。
綿のシャツが、「僕は捨てられるのか？」と言うんだ！
気のせい、気のせいだ！　と思って、ゴミ袋にポイと捨てた。
「一五年も君と一緒だったのに、捨てるのか？」と言うんだ。
困ったなあ～。
洗濯カゴに置いた。
無意識の行動でよく覚えていない。
職場へ向かう。赤信号で止まった。横を見ると、
「シャツ、ズボン、ドレスのリメイクします!!」という看板に眼が止まった。
電話番号が書いてある。うしろの車からクラクションが鳴った。
僕は横に車を止めた。「今朝、あのシャツ、ゴミ袋へ入れたかなあ。入れた
気がする」もう、あのシャツないだろうなあ～。

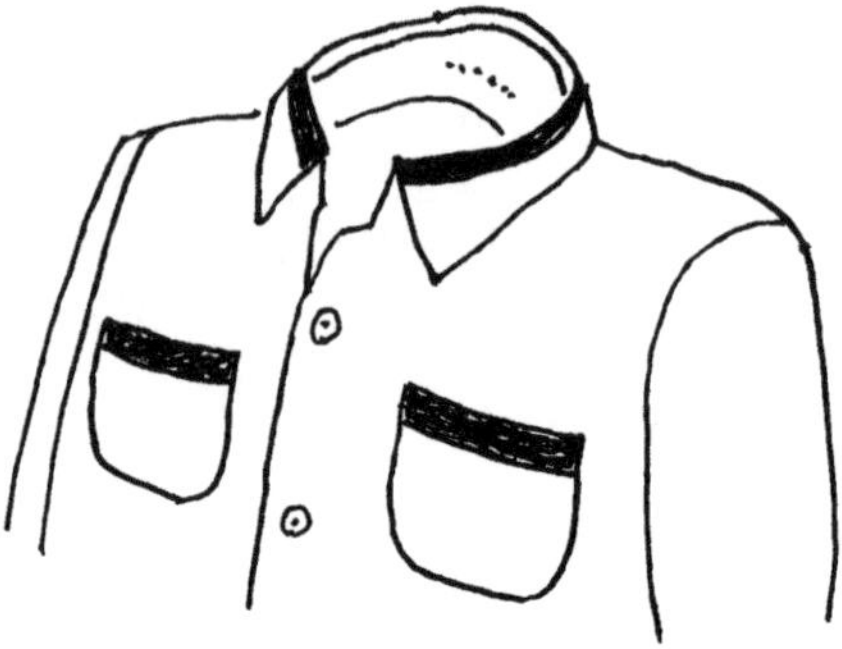

こんな素敵なシャツに生まれ変わった

帰宅してみるとシャツが待っていてくれた。

物は生きているんだ!!

捨てようとした日に、リメイクの看板が見えるなんて、全てが不思議に思えた。

●えりのふちがボロボロになっていたのをブルーのバイアステープでふちどってくれた。

●ポケットもブルーのふちどりになって帰ってきた。

嬉しくなった。感激した。

一五年間が過ぎても「良いものは新しくなる」という感動を覚えた。

この気持ちをそっくりサイドビジネスにすると良い。
僕も喜んだし、シャツも「捨てるのか」と言わなくなった。
自分の皮フのようになっていくのが洋服の品質である。

人それぞれ捨てたくないものがあると思う。
でも中には、本人の魂が宿っているものもある。
何とか工夫して新しい形にして仕上げると良いと思った。

「居心地、着心地」の良い、いいもの作りを、会社が終わった後とか土、日でやると良い。副業をして、気持ちを前向きにしよう。
その人の味が出る、いい品物であるなら売れると思う。

★個々が知恵をしぼり日銭になることをやっていく

●持病を治す食材選びをする。
●自分にできる「サイドビジネス」を探す。

「できない、やりたくない」と言っていられない状況が迫《せま》っている。大不況の波である。

もし……雇用打ち切りがあっても「日銭《ひぜに》」が入る対策ができていることで、次の手を考える余裕が生まれる。

大手デパートでさえ、お客様の買い控えが起きている。一般市民の人達も経済の危機感をどことなしに感じている。

難しくなってきた経済を乗り切るには、個々ができる知恵をふり絞り「日銭」になることをしていくしかない。

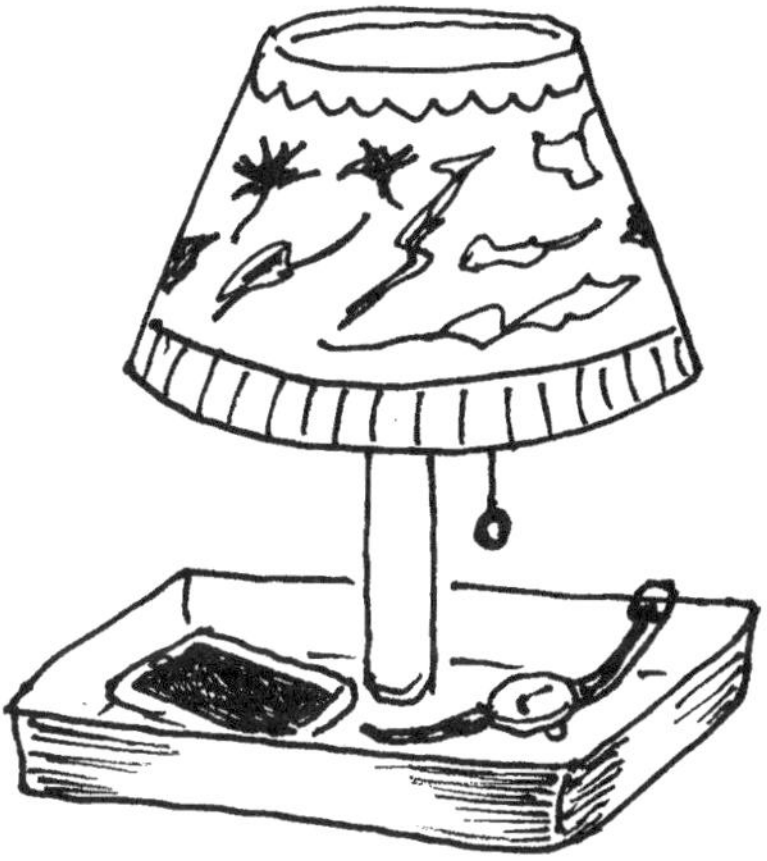

新しくて便利なスタンドになった

古いものを活用して、新しいものにして売ることはできる。

例えば、古いスタンドの笠に美しい紙を貼る。

ポイントとして、スタンドの台を新しくする時に、明日会社へ持っていく「時計、ケイタイ、財布、家の鍵、手帳」をそこに集めておけるように作ろう。台の周りに棚を作れば、小物がすべり落ちない。

●こんなものがあったら朝のお出か

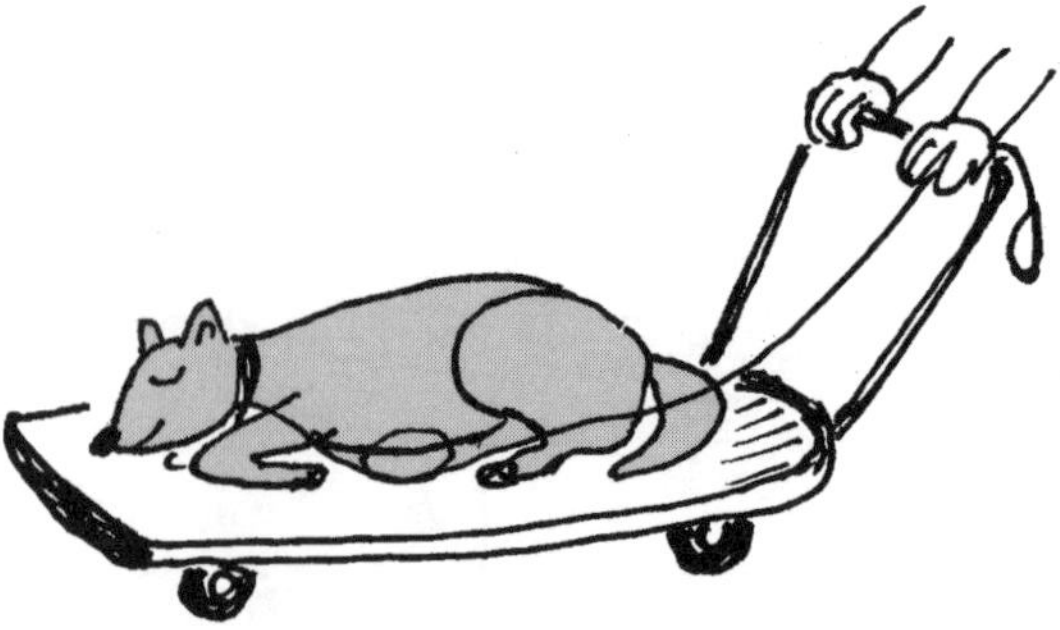

こんな犬用の車が欲しい

けがすぐ出来る。
寝ぼけても、忘れものが少ない。
●子供さん向けには「大切な縫いぐるみ、ケイタイ」を置けるように仕上げていく。
参考例を見て「私は、僕ならば」「こうするなあ〜」と発想を出して、みんなが欲しいものを作っていただきたい。

僕、個人としては、犬が老犬になったら、こんなものが欲しい。
街で売られている犬用の乳母車を買ってもいるが、犬が飛び降りて「おしっこ」できるスケートボード式のものが欲しい。

たぶん、他の飼い主さんも欲しいと思う。

コロナウイルス問題が終息する日までに、今までの自分とは違う自分の枠《わく》が広がっている。

そんな夢を持って今を生きたいと思う。

★上手にできなくても「上等だ！」と心に弾《はず》みをつける

生きている命には、いつか限りが来る。

その日まで、思い残すことなく、努力の日々《ひび》であって欲しい。

寝る前に「夢を言葉」にして眠る。

そうすると「夢は叶いやすくなる」。毎日夢を言葉にすると、脳がだんだん夢に向かう行動を促《うなが》すようになる。

気がつけば夢が現実になっていることが多くみられる。

人の心にブレーキをかける瞬間がある。

「上手にやろう」と思うから、自分には無理と心にブレーキがかかる。


上手になんかできなくて良いのだ!!

やるか? やらないか? で人の値打ちが決まる。

上手にできないことは、なぜ上手にできないのか? 考えるようになる。

その時、閃《ひらめ》きがプレゼントされる。上手にできるコツをつかむことになる。

最初に、上手にできないことは、天の神がしかけた罠である。そこにはまってしまうと、諦めることになってできないまま終わる。

「僕はダメな人間だ」と自分で自分を罵倒《ばとう》するから、体が動かなくなる。


上手にできなくても「上等だ!!」と心に弾みをつける人であって欲しいと思っている。

精神患者さんを見ていて思うことは、今話したように、自分との心の向き合い方が下手くそで、できないと思いこんでしまっている。

その一つ一つがやがて、コンプレックスを雪ダルマみたいに転がして大きくし、どうにもならなくなった雪ダルマのコンプレックスを爆発させて、心の病になって現れる!!

心の病を発生させる患者さんは、自分との向き合い方、折り合いのつけ方が上手くいかないのである。

精神患者さんは、特別な人達ではない。

自分自身との付き合い方が下手くそなだけだ!!

コロナウイルス問題が長く続いている。

誰もが、自分自身との向き合い方に苦戦しているでしょう。

どんな時でも夢を持って、一歩前へ進まなければ、あなたが心の病を患う精神患者さんになってしまう。

日本中の方が、今そうした状況である。

★どんな苦労でも終わる日が来ると自分に言い聞かせよう

人の暮らしの中で「改善されるのが、いつか分からない!!」と、誰でも、うつ病、心身症を出してしまう。

①コロナウイルス問題で、いつまで今の状況が続くのだろうと思う。人にも自由に会えない、旅行にも自由に行けない、会社にも行ったり行かなかったり、テレワークもある。

経済的に収入が減ってきた。うつ気分になってしまう。

②親の介護が始まった。いつまで介護が続くのだろうと思う。

手が抜けない、目が離せない、洗濯物がヤマほどある。

食事を作って食べさせなければならない。

自分の自由の時間が全くない。寝ようとすると、親が外へ出かけようとする。ついて行かなければ、独りで帰ってこられない。認知症を発生させてきている。

追い詰められて、うつ病になり、介護できなくなる。

「親を殺して、自分も死ぬ!!」つもりが自分だけ生き残ることが多い。

介護施設に入れるには、多額のお金がかかる。そこで、家族が介護するしかない、という現実が今、起こっている。

多少、お金がかかるが曜日を決めて施設を利用して、介護者が休める時間を作って欲しい。

そうでないと、「一家心中」で帰らぬ人になるケースもある。

そんな苦労でも、終わらない苦労などない。長びく苦労をしている時、「今が全て」と受けとってしまう。

そこで、介護者がうつ病を発生させてしまう。

どんな苦労でも終わる日が来る。辛い時は自分にそう言い聞かせて、介護を人に頼む勇気を持つことである。

そして再び休み明けから、介護するスケジュールをたてる。長びくことに対しては「どのように向き合うか?」スケジュールをたてると、悲劇は起こりにくくなる。

①②の参考例のように、苦労が長びく時は、どんな健康な方でも、心の病が忍び寄る。

自分には心の病は関係ないと思っている方でも、心の病は忍び寄る。

★「生きていられることが大切」と感じよう

③恋人同士、夫婦がある日相手の浮気に気がつく。すると「問い詰める」。お互いの仲がおかしくなっていく。

そこから悩んで、腹をたてて毎日イライラして暮らす。

九五％の人が心身症を出す。

食欲がなく、アルコールでごまかして寝る。そうした中で心身症とうつ病の複合症状を出してくる。

高学歴者の人達は、プライドが高い人が多い。

家庭内のもめ事を人に話したくない。自分の苦しい胸の内を誰にも言えない、閉じ込めてしまう。

閉じ込められた苦しみが、体の自律神経を攻撃し始める。

体に異変が出る。それが「心身症、うつ病」である。
●眠れない　●イライラする　●食欲低下　●吐き気　●耳鳴り　●めまい
●動悸　●胃痛　●下痢など限りない症状を出してくる。
今は、うつ病と心身症を合わせた複合症状が多い。

誰でもおこりやすい恋愛関係のもつれ、離婚話が長びくと起こる。

恋人同士の場合、こりないで、「今度こそ!!」と次の恋愛をする。

うまくいくのは最初だけ！

再び、恋愛のもつれで苦しむようになる。
数回そんなことを繰り返すことで、「リストカット、自殺未遂」に走る。そういう状況になりやすい。

●相手の浮気を忘れたい
●恋愛の苦しみから逃れたい

アルコールを飲んで、忘れようとする。日々アルコールの量が増えていく。苦しい時は、飲んでもいつもより量が増えても酔うことができない。そこでアルコール量がどんどん増して、アルコール依存を引き起こしてしまう。

アルコール依存は、男女のもつれから、もっとも多く発生する。
失恋、離婚問題で悩む時は、アルコールの量に注意が必要である。

④コロナウイルス問題で、今まで商売が良かった人達が急に収入の道が閉ざされる。

先が読めない、これからどうしよう？　と悩む。

経済の打撃は、人を眠れなくさせる。

眠れなくなった体は、いたる所に疲労を現わしてくる。

「強い体のだるさ」「ヤル気が出ない」もう、どうでもいい。「なげやり」になる。

うつ病を発生させてしまう。

今まで商売で景気の良かった人達の心の打撃は、心の病を絶対と言っていいほど、発生させる。

早期に治療しよう。

何とかやっていけるとしても、明日どうなってしまうかは、誰にもわからない。

人生は、よく出来ていて「これで良い」と言うことはありえない。
それが人生である。「生きていられることが大成功」であると感じよう。
そこから、何でもできる気がしてならないから。

①〜④の症状を読んでいただいて分かるように、今の時代、誰でも心の病にかかる状況にある。

精神の病は、特別な人がなるわけではない。

日々の暮らしの中で、気分がすぐれない時、そして、体がだるい場合、心の病を疑って、早期に専門医を訪れよう!!

★辛い時にでも夢を持って生きる人こそ、値打ちがある

コロナウイルスが解決された日に、成長した自分がいる夢を持ちたい。

うつ病、心身症にならないような生き方をしよう。

戦争中に「人々は食べるものもろくになかった」。だが戦争が終わったら、個人個人がしたい夢をたくさんもっていた、ガキ大将は言った。「戦争が終わったら、食堂を経営して、皆さんに腹一杯、食べものを食わしてやりたい!!」

「楽しみに待っていろ!」その一言で、僕の父は「落ち込んでいた気持ちが晴れた」と言ったのを、今も憶《おぼ》えている。

辛い時にでも夢を持って生きている人こそ、人間としての値うちがあるのだ。

立派な肩書きを持った人だって「チカン」で捕まる人もいる。

微力であっても、人の役に立つことをする人間になっていきたいという夢が僕にはある。儲かる、儲からないではない。人の役に立つことをしたいという夢が僕にはある。

儲かることだけ考えるなら、こんな手間暇がかかる効率の悪い「本を書くということ」をしないと思う。

僕の患者さんでない人が、世の中のどこかで苦しんで、泣いていると考えると本を書かずにはいられなくなる。

心の中を話せば、僕だって投げ出したい業務はいっぱいある。

だが、心を強く持ってやらなければ、前に進めない。

どんな人でも皆辛く、大変なコロナ時代であるが、コロナが終わったら

「何」かをする夢を持とう！


生きる力は、夢があるか？ ないか？ で大きく違ってくる。

心の病にならないためには、消えない夢を持つことに尽きる。

★七分間の毎日で幸せになる

男性の方が、料理を始めるきっかけがコロナ時代に増えている。

家庭で食事をする人が増えている。

同じ台所をするにしても、夢を持つと良い。

脳トレーニングを今からする夢を持つようにしよう。

料理をスタートさせる前に、言葉にして「今から、スーパーお手伝いさんになるのだ」と言って始める。

〈夏野菜のなすの浅づけ〉

●二分間の浅づけである。

●同じインスタントラーメンを食べるにしても、サイドメニューに加えよう。作った時のナスのへたは、ポリ袋に入れる。料理ができると同時に片付けと洗い物を済ませる。

スーパーお手伝いさんを夢みて、一回一回をこなすことで、脳トレーニングになる。

同じ物事をするにしても、考える脳トレーニングと思うように一回一回しよう!!

〈七分間で掃除〉

●掃除をするのを七分間と決める。

七分以内で、どれだけできるかを計算して、動くことが脳トレーニングになる。

●指先を使って、雑巾《ぞうきん》がけを七分間する。汚れた雑巾を洗う。絞る作業が脳の活性化につながっている。

いつまでもダラダラしない。男らしく七分間で、どれだけ綺麗《きれい》に仕上げるかが、男のプライドである。スーパーお手伝いさんになって老後を楽しく生きよう。

男性は、スーパーお手伝いさんにならなければ、惨《みじ》めな老後が待っている。妻に先立たれたら、本当に惨めになってしまう。

コロナ時代に、スーパーお手伝いさんになる夢を持つと、妻に負担が少なくなり、先立たれなくて済む可能性が高くなる。元気な若いうちに、良い習慣を身につけることは、妻のためだけではなく、結局自分のためになる。

スーパーお手伝いさんになる夢を男性が持つことで、大幅に手際《てぎわ》が良くなる。

スーパーお手伝いさんをすることは、七分間で「先を読む脳トレーニング」が日々スピードを増している。


そのことが、職場で手際良くなることにつながる。

先を読める人間に進化する。


家でゴロゴロしているグータローに何かものを頼んでみる。

「歩くのも、動くのも遅い」それはそうだろう‼

脳が冬眠状態になっているのに、素早く動ける訳がない。仕事ができる、できないを比べてみたら、自分がスーパーお手伝いさんになる意味が分かっていただけたと思う。

仕事の出来ない、出来るかは、隠れた家庭内で養われるのだ‼

一方、家庭に怖い怖い妻がいる家で、男性は精神的に鍛《きた》えられている。仕事場では開放され主導権を握れるようになることが多くみられる。

夫婦円満は、子供が安心して育つ利点がある。

それだけではない！

夫婦円満でいると、外で飲み食いが少なくなる。

家庭内が楽しい時間であると、経済的に余計なお金が出ない利点がある。

★日々の生活と日々の考え方を改善することが成功につながる

新時代は、男性の家事が注目されるようになる。女性が外でバリバリ働く時間が多くなる。

そんな生活の中で、男性がスーパーお手伝いさん役をこなせると「結婚しても良いかなあ～」とモテ男になる。

女性は、もし結婚して、子供ができた時のことを母性の直感で男性を見ている。多くの男性は女性の心理がわからない現状であるから、結婚に持ちこめないのである。

男性がみんな女性の気持ちを理解した日常生活をすることで、より多くの人達が幸せな家庭を作る結婚ができる。

人を好きになるのは理屈ではなく、突然好きになるのである。

だが、日常生活でお互いかばい合う心と行動がなくては、相手に対して気持ちがなくなる。

人を好きになることを、継続していくには、日常の相手を思いやる気持ちを続ける努力しかない。

今は、自分の都合で好きになり、自分の都合で別れてしまう。

あいだに産まれた子供が貧困生活を送る。そういう子供があまりにも多い。

今は自分（親側）のストレスを子供にぶつける虐待の数が増えている。

大人の恋愛事情で、子供を苦しめてはいけない。

そうしたケースを無くするには、夫婦がいつまでも恋人同士のように、仲良しでいて欲しい。

男性が「家事ができるスーパーお手伝いさんになる」ことを達成するにつきる。

男が台所に入ってはいけない昭和の時代は終わった。

新時代に入っている令和は、家事ができる男性がモテ男として、もてはやされ幸せな家庭を築けている。

自分が幸せになれる道を、模索するより、日々の生活を改善して、日々の考え方を改善することが成功への道に繋がる。

5章

頭を切りかえて元気に生き抜こう

★家族全員が楽しくなることをしよう

コロナウイルス問題が持ち上がり、半年、一年が過ぎると、大人も子供も高齢者の人達全員がスッキリしない日々を過ごしてきた。

特に！　高齢者さん達は行く場所が限られる。「コミュニティ広場」ぐらいしかなくなる。そのため、老人性うつ病になりやすい環境になってきている。

高齢者さんには、声をかけて、少しでも会話を増す努力を、周りの人達が気配りをしよう。

家族全員が楽しくなる「菜園作り」「大工仕事」の趣味を始めよう。

呼びかけても、楽しくなることへの提案にのってくれない人がいる。

その人は「心が沈んでいる」から乗ってこられない。

それが早期発見につながる。

楽しくなることを始めなければならない。
コロナウイルス問題で心が沈んでいるからこそ、無理にでも楽しくなることを始める。
そうすればうつ病にはならない。治療費がいらなくなる。
こんな良い話は滅多にない。

大きな樹にブランコ、小さなハウスを作ろう。
小さなハウスに何を持ちこめるか？　考えるだけで夢がある。
大きな樹がない人は、日曜大工で小さな小屋を庭に作ればよい。

大きな木にハウスツリー。ブランコの遊び場を作る。
最初は木の選び方を知っておくことが安全の確保のために必要。

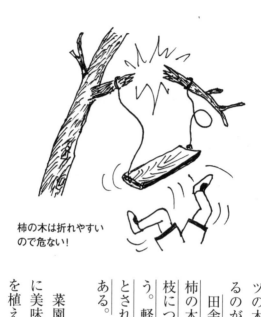

家を建てる時、使用するヒノキ、マツの木などのしなる木にブランコを作るのが大切である。

田舎の庭にある柿の木。これは駄目。柿の木は折れやすいので、ブランコを枝につるしても音をたてて折れてしまう。軽い体重の子供でもダメ。振り落とされてしまう!!　柿の木＝要注意である。

菜園を始めてみよう。ナスやトマトに美味しい実がつく。トウガラシなどを植える。虫がこないことが多い。

野菜作りをする時は、農家の人に聞く勇気をもとう。友達になれる可能性がある。

トウガラシの新芽を指先でつんでくる。フライパンに、ゴマ油一滴。ゴマ油で炒める一分間。しょう油、砂糖を少々入れてかきまぜる。二〇秒で火を止める。

★一分間料理は男でもできる

白米に小さなトウガラシの炒めもの。ピリッとしておいしい。家に削《けず》りカツオがあると、一緒に食べるとカルシウムがとれる。

ナスとトマトの虫よけのために、周りに植えたトウガラシが、こんなに美味しくいただける、驚きの一品になることが嬉しい。

雑学を集めて、物知り博士になる。

夢を子供さんに提案する親になって欲しい。

日々生活が楽しいと、心の病にかかりにくいことになる。特にうつ病にかかりにくくなると共に、不登校も少なくなる。


幸せは、誰の身近にもある。

見ようとしないで、スマートフォンばかり見ている。

幸せは、誰のそばにもあるんだ!!

★自分の気持ちが楽しくなることをしよう

(1)部屋の掃除をして、草花を一輪飾る。
部屋に生きている草花があるだけで気分が変わる。

(2)ひとつだけ楽しいことができると自分で夢を描く、絵を描く。毎日、自分の夢を見る。絵を目にすることにより体が夢に向かって動くようになる。

(3)ひとつ、ふたつ生活を良い方へ変えることによって、実際に見えていなかったことが見えてくる場合が多くある。

楽しくなることを実際見つけるのは、難しい環境にいる人も多い。そんな人は、生活の中で楽しくなる便利なものを作る。

ゴミ箱が汚ないから、部屋を掃除しても綺麗に見えなかったりする。

ゴミ箱をできるだけ派手な包み紙で色とりどりに貼りかえる。部屋がパアッと明るくなる。

(4)生活の中で少し変化が出る。そのことで、部屋から外に出た時に、ゴミ箱に貼る包み紙を見つけて、また貼りかえようという考えが広がっていく。小さな趣味作りをすることで……「あの時は苦しく、貧しかった」その思い出が後々《のちのち》自分の折れそうな心を支えてくれる日が絶対にくる。

してはいけないことは、苦しさ、貧しさのまま日々を過ごすことで、何も残らない。昔も今も同じ所へとどまることをしてはならない。失敗を恐れないで、ゴミ箱を派手に貼ることで、ストレスは外へ出ていく。

★高齢者はこうしてサポートしよう

コロナ感染予防で、家に引きこもりの時間が長くなっている。自分の知らない所で、何をするのも「面倒臭い」と思うことが続く。さらに動かなくなる。人によっては、認知症を早めてしまう危険性が高い。

何をするのも面倒臭いと感じたら、要注意サインである。
一日のプログラムを書いて「体と脳」を使う努力をしよう。

(1)散歩ができる人は、二〇分〜三〇分を目安に歩こう。
(2)歩くのが苦手な人は、流し台につかまって片足そして反対の片足を五秒ずつ上げる体操をしよう。

●流し台は、しっかり固定されているので安心
●テレビコマーシャルの間にしよう。一分〜二分間
●またコマーシャルが始まったら再びしよう
●一日に何回もしよう
●だんだん日数を重ねて、五秒の片足立ちを一〇秒にしよう。必ず流し台に手でつかまってしよう‼

※一日に何回も気がついたら行おう
体を左右にねじる運動をすると腸の働きが良くなり、便通が改善する。

高齢者の方は、腸の働きが悪いので、便秘になる方が多い。激痛が腹全体に走り、転げ回る痛みで救急車で運ばれる。一週間分も固い便が詰まっていることがある。

※ウエストをねじろう。腸が動き出す。

若い人には、分からないでしょうが、高齢者さんがいらっしゃる家庭では、若い人がウエストをねじるのを見ていてあげよう。

高齢者さんを上手にサポートするのは、見ていてあげるだけで、本人はヤル気になってくれることがある。

いろいろサポートしなくても、一緒に居てあげるだけで、心が淋しくなくなる。そこでヤル気を出してくれる。

※少し運動量を増す努力を三週間で進めよう。夜、眠れるようになる。三週間

前までは、外へ出たがらなかったが、出られるようになれる。

★高齢者さんが絶対にしてはいけないことへのアドバイス

冬になってコタツを出す。

コタツで食事を座ってするのは良い。しかし寝ころがってテレビを見ながらものを食べることはしてはいけない。

●寝ころがって水を飲む。食べる。絶対にしないで下さい。食道にある弁が閉まった状態になりやすい。そこで気管支から肺へ水が入ってしまう。

「ゴホン、ゴホン」と咳が出る。少し肺へ水やみそ汁が入ってしまう。そういうことがあり、一晩で肺炎を起こし二〜三日入院したり、亡くなられる方がいらっしゃる。

免疫力が低い高齢者さんは、肺に異物が少しでも入ると、命取りになりかねない!!

●コタツから出て、風呂場へ向かう。

急激に寒い風呂場では、体温調整がうまくいかず、倒れて亡くなられてしまうことが多く起こっている。

風呂場へ入る前に、少し風呂場、脱衣場を温めておこう。特に「大寒時期」に注意しよう。

昨日まで元気にしていた人が、少しのことを注意していなかったため今日はもう居ない。

死ぬのは一度であるが、不注意で亡くなると後に残された人の心が痛む。

★子供達にインターネット、スマホ、ゲームの長時間使用を禁止させよう

コロナ自粛期間、四月、五月、自粛が明けても子供達は学校が休校であった。「密」を避けるために、独り遊びの時間が増えた。

機器使用の時間が増えた、多くの子供達が眼の疲労「かすみ眼」を訴えている。

子供達の「インターネット、スマホ、ゲーム」などは長時間の使用禁止をお願いしたい。

●脳疲労を起こしてくると「集中力を失う」ことになる。学力低下の原因になったりする。

●不眠で深夜にまで起きていることによって、身長が伸びにくくなると共に、脳の成長を遅らせてしまう。

●学力低下を自分で「いくら頑張っても、勉強ができない」と自己診断を始める。一生を左右する分岐点が、学童期一〇歳～一二歳に隠されている。

●できれば、夜九時～一〇時に床につかせる。

●朝六時に起きる。七時までに予習して持ち物をランドセルへ入れる。

●自我形成期に「自分のことは自分で管理する」習慣を身につけさせる。

●中学生になった時、してはならないことを、しっかり判断できる「自我形成」ができるまで成長をとげる。親として、ほっとできる時間が持てるようになるまで成長してくれる。

しかしコロナウイルス問題で八カ月以上独り遊びで、「ケイタイ、スマホ、インターネット、ゲーム」を使い、長時間過ごしていることで、中学生になると、学校など、人が集まる所で、心身症の気分障害を出してくる。不登校の原因だけで済まない。高校受験をひかえていて、高校に行けなくなる可能性が出て来る。本人もご両親も困ってしまう。

一度、心身症を「スマホ、インターネット、ゲームなど機器の使用」で起こしたテクノストレス症候群は、治療に半年かかってしまう。

そんな困ることにならないためには!!

- 機器類の使用を一日二時間までにしよう。
- 睡眠前の機器類の使用を禁止しよう。
- 中学生であっても、二三時には床に着こう。

中学生で、学校へ行かれない症状を出すと、人生の大きな挫折になってしまうことが多い。将来引きこもりを出す原因にもなる。

★子供を一人の人間として心と心で向き合う

学童期になるとゲームやスマホを使いはじめるだろうが、親としては、動物園に一緒に行って、大型肉食動物や爬虫類《はちゅうるい》などの生きものを見せてあげよう。

学童期に、母親と野菜を買う。野菜の産地を教える。

学童期に空を見て、雲が重い、風が出る。雨がすぐ近くに来ている。

自然と戦う知恵を教える。雷で命を落とすことがなくなる。そして雨が降る。川が三〇分～一時間であふれる。そういう知恵を日常で教える。

学童が川で亡くなる事故が、季節に関係なく起こっている。日常の注意で亡くなる命を守ってやれる。

学校の成績が少し悪くても、学童期は人生を生き抜く知恵を家庭で教えてあげることを最優先にすると、心と体が健康な子供さんが育てられる。

今は、親が自転車に乗ってスマホなどを覗いている。
うしろに乗っている子供は一〇年後に一一歳、一二歳、一三歳になった時に、
スマホを見ながら自転車に乗っても大丈夫と思ってしまう。
「日常で子供が命を落とすことをしていませんか？」
心に問い掛けて、行動する親であって欲しい。
子供と親が共に成長していくことで「家族の絆」ができる。
せっかく産まれた命をいかに輝かせるかは、子供と親との心の交流になる。
教えなくても、子供はみんな親を喜ばせようと思って生きている。

危ないことをしない限り、怒ることはしないほうが、才能の芽を摘まないと思う。

学童期後半の子供達には、プライドが芽ばえてくる。
親の叱り方が悪ければ精神が萎縮《いしゅく》してしまう。
心に障害が一生残ってしまう。

「小さな失敗」でも心身症を引き起こし、過呼吸を発生することが時を越えておこる。

それが、「受験の失敗」そして、中学生、高校生で起こっていたりする。時を越え、失恋で起こる人も多い。


心身症になった元を辿《たど》ると、学童期の「虐待、イジメ」が多い。

大人に近づくにつれて「リストカット」で自分で自分の手首などを傷つけて血を流す行為に走る。

学童期の子供達を育てるにあたって子供だと思って頭ごなしに怒る、叩くのではなく、一人の人間として、心と心とで向き合って欲しい。


学童期後半一一歳、一二歳からプライドの芽ばえ、夢の芽ばえがはっきり見えてくる年齢である。

子供として扱うことはしないで、一人の人間としてみてあげるだけで、上手な育て方ができたといえる。

★心の栄養とは、誉めることだ

親は、誉めて子供を育てて欲しい。子供達は、将来の夢を見ていて良いのだと思い直す瞬間が出てくる。

教育とは、将来の光を与える「誉める」ということだろうと信じている。子供達が、学童期に誉められたことを支えに、成長と共に周りに自信という能力になる筋肉ともなる知恵を太くしていく。大人になって、挫折した時、「自分には幼い時に、父母に誉められた」ことを思い出す。挫折した心を支え直す力になる。

みんな大人の顔をして立派な身なりで会社へ向かっていそいそと出かけてい

くが、頭の中には幼い頃の思い出が一杯詰まっていて、たいして変化しないことに気づく。

一生を支えているのは、幼い時の体験である。

大人になったからといって、たいして変わらない人間の姿にしばしば驚く。

だが……

子供の頃、多くの体験をした人達は、大人になっても新しい体験をしたくて、次々と新しい体験を作っていっている。

人生の冒険には限りがなく、幼い頃の夢を九〇代でも続けられる素晴らしさがある。

そんな子供に成長して欲しい!!

★コロナがもたらす肥満の罠《わな》に勝つ

ここへ来て、コロナ新時代を象徴する症状として「テクノストレス症候群」

と共に、「肥満」が増加している。
急激に肥満になると、症状として眼に出てくる。
「乱視」で困るようになる。

眼科で診察を受けた上で、元の体重に戻す努力をしよう。
肥満を続けると、高血圧、糖尿病、脳梗塞になってしまう。
糖尿病↓目の中の眼底という所が出血「眼底出血」で失明の危険が高まる。
脳梗塞↓症状が出ると、後遺症で足のけいれんが残り、歩行困難が起こること
　　　とが出てくる。

これらの病気は日常生活に支障をきたすので、肥満の放置は絶対にやめよう!!

見えない所で、ストレスになっているコロナ問題で、仕事の内容と状況が変化し、テレワークになった人もいる。

どんな面倒臭い生活になろうと、それを越えるだけの高収入が見込まれるなら、人はストレスにならない。むしろ喜びになる。

しかし今は高収入になっている人の方が少ない。

すると、人は酒を飲み、美味しいものを食べてストレスを解消しようとして、肥満になる道を作り出してしまう。


新型コロナウイルスが生んだ窮屈な生活は、毎日少しずつ病気へと道をつけている。それも、心の病と平行に体の病気を作り出している。


人は「自分自身に厳しい人は、ほんの一握りである」。

自分に甘い僕は「明日からダイエットをしよう」と思う。明日が来る。また「ダイエットは明日からね！」と言いながらテレビを観ながら、ポテトチップスや柿の種を食べている。

四〇代～五〇代の人では、肥満になって三kg体重を落とすのは、三カ月間でできていたが、六〇代になると絶対、体重を減らすのは難しい。一日に一時間歩く努力をしている。足が痛くなるが体重は減らない。

努力を先延ばしにして、テレビを観ながら柿の種を食べている。

そこで気づいたことがある。

菓子袋の中には魔法の罠が仕掛けてあって、一度、手を袋の中に入れると、止まらなくなる罠である。

だが、菓子袋の蓋《フタ》さえ開けなければ、罠にひっかかることはないと気がついた。

★「自己暗示」と「自画自賛」こそ心と脳の栄養

テレビの前に最低でも三袋の菓子袋が置いてあるが、横目で袋を見ながら「君の罠には今は引っかからない」

口に出して言う!!　今のところ、成功していて袋の蓋を開けていない。

「大切なことは、口に出して声にする」と脳に行動力が刻みこまれる。

例えば、自分の成績を上げたい。
「よう〜し!!」今日から少しずつ勉強を始めるぞー！
声に出して言うことで、帰ったら机に向かうことができる。
本を開けて集中できる。
自分で……「自己暗示作戦」である。

今まで、苦痛だった「勉強も掃除も、整理整頓も」口に出して「よう〜し!!」
掃除するぞ!!　と大声で言う。

脳にヤル気スイッチが入る。行動になっていく。

人の体は車と似ている。
鍵をささない限り、車を動かすスイッチが入らない。
人も同じ、大声を出して「今から掃除を始めよう」と言う。

体がバケツ、水、雑巾を取りに行く。

掃除機にスイッチが入る。やり出すとルンルンになる。

ダイエットも同じで、声に出して始める。


何事も面白くなくては続かない。

独り芝居ができなくては思いは叶わない。


例えば!!

今日ダイエットに成功した。「自画自賛」を始めよう。

「良く頑張ったね、偉いなあ〜」

「やればできるじゃないか！」

自分で誉めてあげよう。


上手なダイエットは、血液中の栄養バランスを崩さないように実行することが大切。栄養バランスを崩すと、ふつうに食べても、例えばラーメンなど他のものも食べたくなる。そこに肥る原因がある。「肉、野菜、少しの炭水化物、海藻」など、栄養のバランスが良いものを食べると空腹になりにくい。

自画自賛で、自分を誉めることで、やればできる自信が日々ついていく。三日坊主になりがちな人でも、けっこう続くようになる。

「自画自賛」で自分を誉めながら、「やればできるではないか?」「素晴らしい!」と声を出して自分を誉めてあげることにより、一日のストレス度がほとんど解消される。

まるで、王子と王女の気分になれる。

「自己暗示」と「自画自賛」こそ、心と脳の栄養になる。

新型コロナウイルス時代を上手に乗り越えつつ、新しい自分の才能を前に出していける状況作りこそ、今求められている。

★想像力の偉大な力

誰もが馬鹿馬鹿しいと思うだろうが、想像力に隠されている力で、人生が大きく左右される。

人が誉められる「嬉しい、だが本当かなあ〜」と疑う気持ちがある。

誉められることによって

「頭の中で眠る能力が目をさます」。

「体の中で眠る能力が行動に移す」。

誰もが才能の卵の殻を割るすべを知らない。

ところが！

自画自賛で自分を誉めてあげると、長年割れなかった卵の殻にヒビが入る。

ヒビの隙間《すきま》から……もしかして、自分もやればできるかもしれないと細い光が差し込んでくる。

人にとって、馬鹿馬鹿しいと思うことの中に、隠れている想像以上の能力が潜んでいる。

自画自賛で良い。自分を誉めてあげて、声に出して誉める。耳が誉められた言葉を脳に刻んでくれる。「そうなりたい未来の姿を想像することで、脳は日々記憶として刻み続ける」すると、努力する行動が始まる。

能力として出てくるのは、ずっと先かもしれない。いや、すぐに能力を示すケースもある。

卵の殻を割らない限り、能力は出ないだろう。

なぜ……人は疑う気持ちと、新しいことに対しての警戒心が強いために、憧れはあっても行動に移すまでの勇気がない。

だから、能力が埋もれたままになるんだ!!

他人に誉められて、卵の殻は、運良く割れることもある。でも、そう、うまく良い指導者にめぐり逢えるとは思えない。

だから、自分の力を信じて、自分を誉めてあげる。

「声に出して」、「自分もできた」と誉めてあげる日々を続けよう。

ある日、

「やればできる」自分と初顔合わせする。

なんで……なんで僕は今までこんな所でくすぶっていたんだろう。

ピッチをあげて勉強とトレーニングに励むようになる。

個人個人の能力は無限にある。

その能力を開花させる方法が分からないから悩む、または苦しむだろう。

隠れた才能を探す説明を提示した。

コロナウイルス問題を通して人と会う機会が減った中で、声を出す機会も少なくなった。そのことでうつ病を出しやすくなっている。

どうぞ、自画自賛で、声を出して、自分を誉めよう!!　体の中のストレスが解消される。

★体を伸ばす。広げる。ねじる。そして「できた、できた」と声を出そう

高齢者になる。

体は思うようには動かない。「とぶ、跳《は》ねる、走る……」の動きができなくなる。

そこで、大きな運動を諦めるようになる。
体は「団子虫のように固く丸まる」。
筋肉は余計に固くなる。

寝ころがって、足を上げる運動をする。声を出して「できた、できた、できた」と、一回ずつ言って下さい。

毎日、好きな時間に好きなだけしよう。
時間や回数を決めると毎日続けるのが難しい。
テレビコマーシャルの退屈時間の一分半を利用すると苦しくならず続けられます。

高齢者さんは、体が縮まろうとする力が加わる。
寝ころんで！　体を伸ばそう、伸ばそうと思って「手、足」を広げるだけでも血流が良くなります。

それが習慣になると、歩行が苦手な人でも少し歩けるようになる。
「立ち上がれた」「歩けた」と声を出して下さい。
高齢者さんは、人と会う機会が少ない。
声を出すことがない。
顎《あご》を動かさない。脳が刺激されない。
そうすると認知症へと進む。
顎を動かす。声を出して、「立てた」「歩けた」と言って下さい。
歩ける人であっても「トイレに行けた」「ありがたいことだ」と声に出すことが必要。

人が声を出さなくなる。若い方でも「部屋」にこもって、パソコンばかりいじっていると、うつ病になる。

ましては、高齢者さんが声を出すこと、そして体の伸び伸び運動をしなくなると……

●頭の中も回りが悪くなり、認知症が発生する。
●誰とも話さなくなった高齢者さんは、食欲がなくなる。
体が固まる「ダンゴ虫」スタイルでベッドに横たわると、寝たきりになる。

★上手にできなくてもいい！　やってみることが大切！

子供達の手をわずらわせないために、自分なりの伸び伸び運動をしてみよう。

高齢者になっても、諦めることはない。
心は歳をとっていない。
不思議なことに、気持ちだけは歳をとらない。
昔、好きだった服は今も好き。昔好きだった初恋の相手は今も大好き。

昔行った海は、今も大好き。

心が思う。大好きなことを絵にする。その行動はできる。

絵を画く。小説を読む。日記を書く。

好きなことを朝から夕方まで日常にしたらどうだろう。


高齢者さんだって、若い絵は描けるはず。

日記や絵を描くことは、一〇〇歳時代を生き抜くのに、必要な行動になる。

若い日の思い出の写真を見ている。

その時間にタイムトリップする。

その時、脳の古い回路がペラペラとめくられている時代に甦《よみがえ》る。

ペラペラ記憶がめくられることによって、使わない脳回路が切り開かれる。

写真を見ながら！

「あっそうだ!!」この時にサンフランシスコの浜辺で茹《ゆ》でたてのカニ、エビを食べた。レモン、タバスコ、ケチャップの味をつけて食べた。

日本では、ドラム缶で茹でると苦情が来る。
アメリカではいいね!!

安いカニ、エビをほおばりながら、あてもない未来の夢を見ていた。
その時に見た夢は叶った。
懐かしい写真をめぐった時に脳回路が新しい道を刻む。
「そうだ、そうだ」
まだやり残していることがたくさんあるではないかと閃《ひらめ》く。
それこそが、若返りの秘訣である。
脳がやり残したことを閃く。

昨日まで、「このまま老いて衰えていくのだ」と思っていたのに、今日は朝早く起きた。

朝早く起きたのだ。

動きたくなかった体が動くではないか？


昨日の写真から出た閃きは、嘘ではないかもしれない。

「やってみよう」

夢の続きを「やってみよう」と思う。

これこそが一〇〇歳時代を生き抜く心がもたらす力である。

心が歳をとらないためには、若い頃に好きだったことを、もう一度行う。

「高齢者になった今の方が上手な絵をかけるかもしれない」

と思う想像力が若返りの秘訣である。


「そうだなあ〜！」一〇年程前に『目指せ一一〇歳』という本を書いた。

「人はそんなに生きられるのか！」と馬鹿にされたのか、売れなかった。

売れなくて、プライドはへし折られた。


別に売れなくても良い。「そういう時代になる」と思った。

二〇二〇年、時を越えて、今一〇〇歳超えは普通になっている。

僕が想像することは、少しだけ時代よりも先を読んでしまう。

それが良いとか、悪いとか、いう問題ではない。

人は「やってみなければ、分からない」ということに、興味を持ち、少し勇気をもったら、人に笑われてもいいんだと思えるようになる。

上手にできなくてもいいんだヨ!!

やってみることが大切なんだ!!

上手にやろうとすると、やる前から負担がのしかかる。やれない蓋《ふた》が閉まってしまう。

高齢者さんでも、生きている間は光る命がある。

その素晴らしさを大切にして欲しく思っている。

★新しい健康法で持病も改善しよう

人の死は人を苦しめる。

一〇〇歳を越えても、後に続く手本として元気で暮らして欲しい。若い人、高齢者さんを含め考えよう。

元気で暮らしていくには「体が痛くない」「心が軽やか」で、肌をなでて通り過ぎる風が気持ち良い。自然を感じながら日々を過ごす。

新型コロナウイルスを街が抑えている中で新しい健康法をやっていかなくては新時代に対応できない気がしてならない。

貧血予防

生きることとは、食材の命をいただいて人の命をつなぐことである。

一〇〇円であっても、豆モヤシはビタミンCが多く、食物繊維が多い。モヤシに安いレバーとニラを組み合わせる。

野菜、レバー炒めを家族で食べる。レンコンは造血作用食材なので、もしあれば一緒に炒めよう。

経済が落ち込んでいる今、バランスのとれた食材選びが病気にならない対策である。

風邪・インフルエンザ予防

今まで以上に安い食材を選んで健康と家庭経済の建て直しをすべき時に来ている。

一二〇円でエノキ茸を買う。

家にある、しょう油とみりんを大サジ一杯と味の素を入れて、フライパンで二分間煮る。三日間は食べられるキノコのつくだに。

キノコはシイタケ、マイタケなど、免疫力を高め、風邪、インフルエンザにかかりにくくする。

高血圧予防

トマト、ピーマンのサラダを食前に食べよう。

トマトは高血圧を下げる。ピーマンは血管を柔らかくする。

脳梗塞の予防を兼ねている食材である。

便秘予防

冷蔵庫で眠るシイタケ、油アゲ、ニンジンを二五分間煮る。しょう油と砂糖少々、みりん、味の素で味をつける。

少しずつ入れる。自分の好みの味で止める。

少しずつ五回で調えると失敗しない。

煮物は全て、火を止めてから味が入るので、少し薄味がプロの味になる。

●歯のない人でも、おかゆのおかずにできる
●根菜とシイタケの煮物は、持病のある方でもいただける万能食である。
●子供さんがおられる家庭では、鳥肉を入れて、身長を伸ばす一品にしよう。

癌予防

●ナスを千切りにして、手の平に塩を少しつけて、もむだけでの浅漬け。
　水であく抜きをしないこと！
●玉ねぎを千切りにして、レモン塩で味をつける。
●柿は癌予防の薬である。
●柿葉も同じ予防であり、お茶で売られている。

高血圧予防

　持病持ちの人達は食材を変えよう。
●例えばトマトで高血圧を少しでも下げられる。
　トマトは「一日一個」食べよう。

●白菜→血圧を下げる食材である。体の塩分を排出する役を果たしている。

痔

持病の「痔」で悩んでいるなら食材を変えよう。

粘膜強化→長ねぎ、千切りにしてスープに入れる。

　焼きねぎ　くしにさして焼く。

粘膜強化→ニンジンを千切りにしてオリーブ油で炒める。

　しょう油、みりんで薄味にしよう。

粘膜強化→レンコンは造血する役目がある。

　そして、血液をアルカリ性にする努力をしうよう。

食生活が片寄ると「痔」になりやすい。

精神的な苦労が続くことによって、血液循環が悪くなる。免疫力も弱くなり、

粘膜が破れやすくなる。

予防としては「ランニング」が良い。一日一五分で十分である。

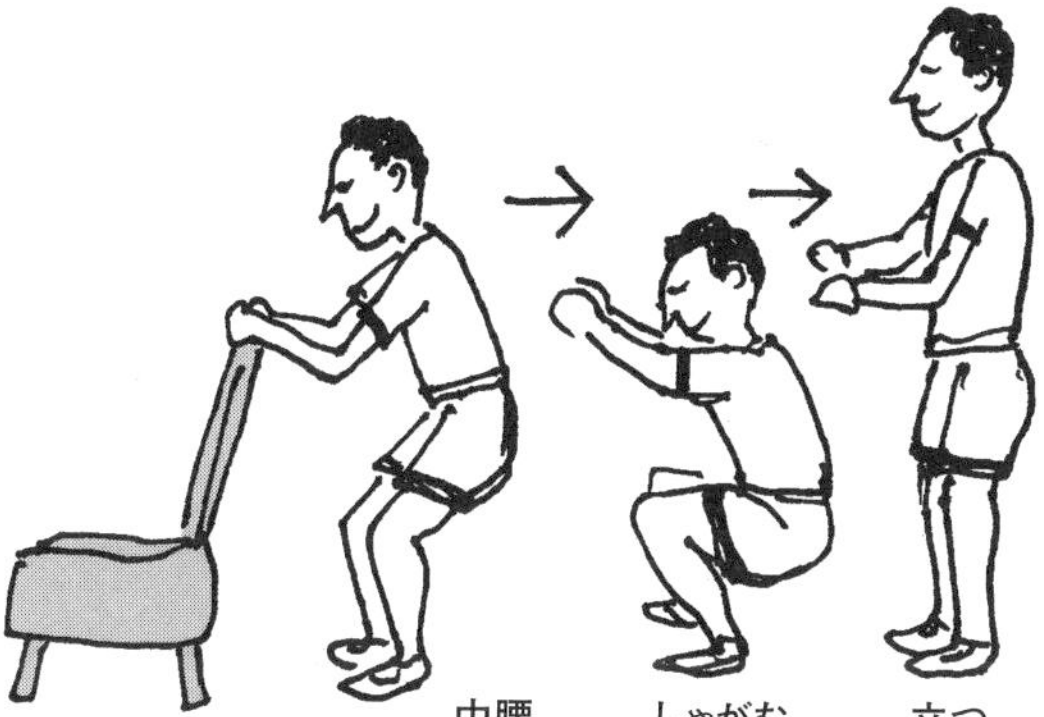

高齢者さんは、ランニングができない、となると動かない椅子または手すりにつかまる。

- つかみながら中腰になる
- つかまりながらしゃがむ
- つかまりながら立つ
- これをくり返す

息があがってきたら止める

思い出したら再び始める

「痔」の予防だけでなく、転ぶことが少なくなる。

女性は出産後「痔」になりやすくなる。

悩んでいないで、一日七分～一〇分間ラン

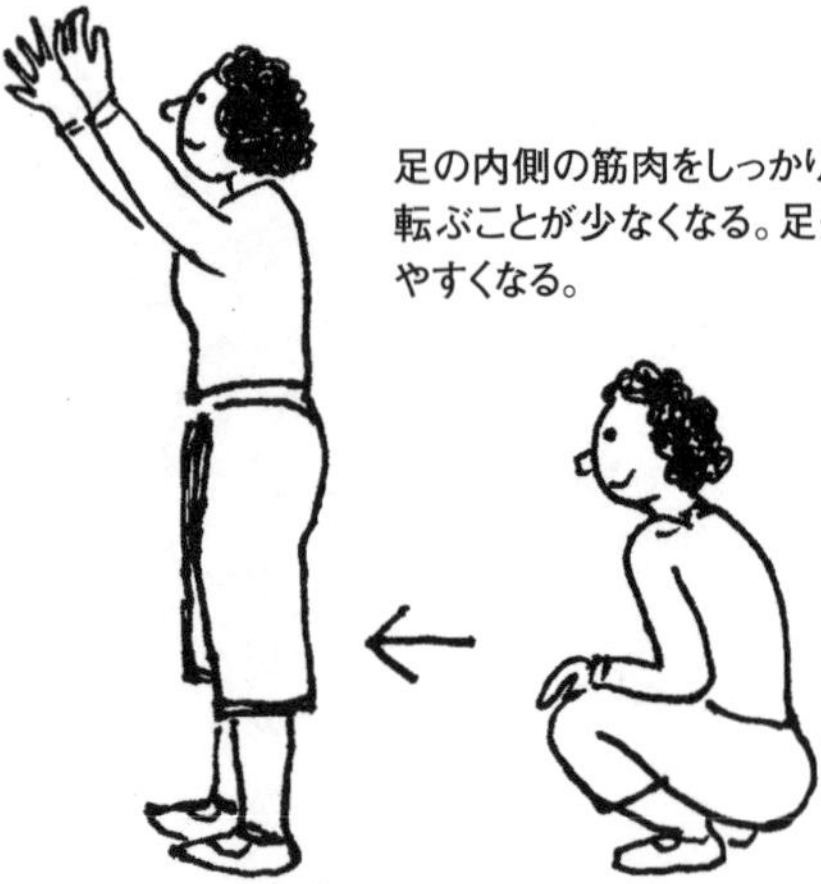

足の内側の筋肉をしっかりさせると転ぶことが少なくなる。足先が上がりやすくなる。

ニングをしよう。

できない人は、上の図のように、しっかり腰をしずめて、立ち上がる。

コマーシャルの間にすると良い。半年間で効果が出てくる。

血液は半年間で新しくなる。食材で持病は改善されやすくなる。

「痔病」持ちでない方であっても、コロナウイルス問題が続くなか、運動不足から筋肉が弱っていく。

あえて、気がついた時!!

片足立ちを電車を待つ二分間でしよう。

人の邪魔にならない壁ぎわにつかまってしよう。

生活時間の工夫を考えて、運動や勉強を五分でも行う。

そうした努力が新しい生活になっていくと良い。

★生活の工夫こそが家庭経済とつながる

日本経済は五年間落ち込むと言われている。

我々の家庭経済の見直しをしなければならないと思う。

健康に欠かせない食事。食材が安価《あんか》な季節の野菜をあえて使う工夫をする。

コロナウイルス問題以前は、好きなものを買って過ごしていた。

ここからは毎日消費する食材を知ることから始め、食材が持つ力にあやかり健康になりたい時代に入ると考えていかなければ、この先不安がある。

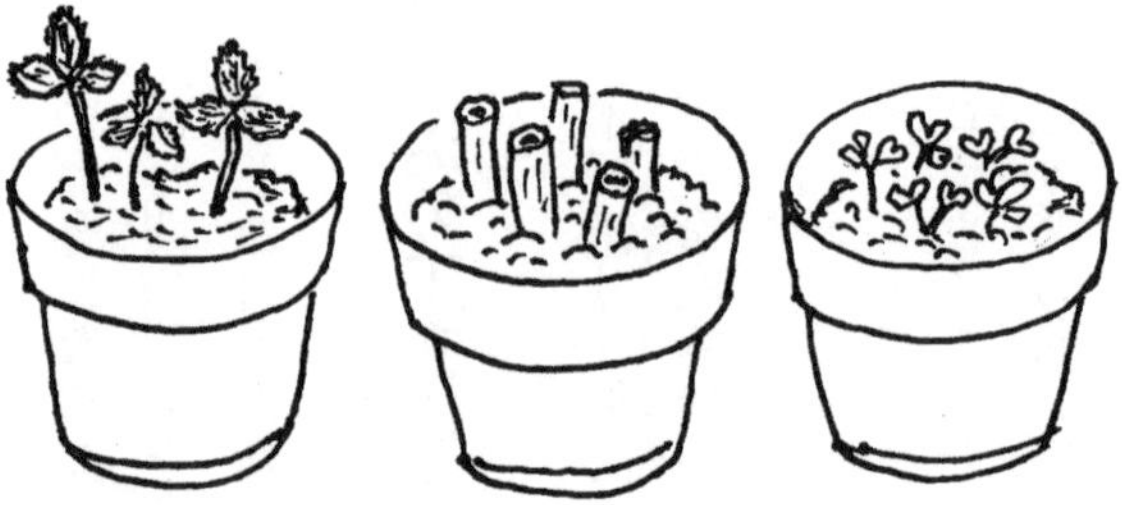

みつ葉　ねぎ　大根の種をまく

生活の工夫こそが家庭経済と大きく関係する。同じ工夫をするにしても、面白くなくては続かない。

●一〇〇円ショップで野菜用の土を二袋買う
●一〇〇円ショップで植木鉢三個買う
●野菜・大根の種　二五〇円・一袋を目安。

①根みつ葉を使ったら根を五cm切って植えておく。
②ねぎの根がついたものを買って五cm根を植える。
③大根の種をまき、毎日水をやる。芽が出たら三日に一度水やりをする。

三週間で芽が大きくなったら順番にまびきをして、おひたしにする。


最初は考えなくてよい菜園を図のようにしよう。

自分に菜園が合っていると思ったら、本格的にしていくと良い。

植木鉢に根を植えた「三葉」と「ねぎ」、家庭で捨てるものを差し込んでおくと三週間で新しい芽が成長して一カ月半で十分食べられる。


ニンジンの種もまいておくと一カ月半で収穫、まびき菜としてゆでて、みそ、みりん、砂糖であえると美味しくいただける。


小さなことを家庭で工夫し始める。

自分なりに、また次の工夫を考えられるようになる。

それが「家庭の節約の工夫」へとつながる。

いきなり節約しようとすると、長くは続かない。

明日、明後日!!

朝起きた時に、成長した三葉とねぎを見ることで自分がやっている実感がわいてくる。

だんだんと面白くなると、続けることができる。

知らないことを始める。野菜について知ろうと思うようになる。日常が楽しくなったり、また目標ができたりする。

「一日に血液は二cc～三ccが食事で作られる。約半年で全身の血液は新しくなる」

「健康になる野菜に注目しよう」

心に明かりがともる。そのことで自分を変えられる。

だが節約するだけでは窮屈で、絶対に続かない。

例えば、日曜大工で作った「子供用の椅子」を売った。

売れた時、嬉しくて、次の作品を作りたくなる。

心に希望の光が差す。そのことこそ、行動力を活発化させる。

面白いと思える、集中してやれる時は、余計なことを考えない!!

酒を飲みに行かなくても、人に会わなくても、けっこう楽しい。

家計の節約になる。

家庭が楽しいと余計なお金を使わなくても良い!! と言いたい。

コロナウイルス問題で、新しい考え方をして、行動を変えることが進化につながっている。

心のケアー、体のケアーは楽しいことに夢中になれる時間を過ごすことが大切で、そのことで心も体も軽くなれる。

それ以上のケアーは他にはない。

山を歩く、紅葉が始まる。「赤、緑、黄」に目を奪われる。

心が明るくなる。

たったそれだけでも心のケアーになる。
あえて難しいケアーをするのではなく、誰でもできるケアーをすることが大切である。

キノコごはんを作るだけで良い。香りを楽しむ。
ごはんで心と体がほっとする。
人がほっとする時間こそ「心のケアー」なのである。
ほっとする時間で一日の緊張が取り除かれる。
家族の顔を見る。ほっとする大切な時間である。

あとがき

どんな小さなことでも良い!!

一日に楽しいと思える時間を過ごそう。
一日に嬉しいと感じる時間を味わおう。
一日でほっとする時間を持とう。

コロナ新時代において「心の病」にかからないケアーは「楽しい、嬉しい、ほっとする」生活にある。

自分の考え方を変えよう。
人は難しい画数の多い漢字を見た。

目で覚えたくない意識、感情が出る。覚えたくない意識、感情が強ければ強いほど吸収したくない反発心が生まれる。

吸収できる能力があるのに、反発心が覚えようとする力をはね返す。あやふやな覚え方になってしまう。

そこで、反発心と戦うと簡単に覚えられる。

画数が多い漢字をあえて覚えてもらう。三〇回→五〇回同じ漢字を書いてみる。「わあ〜できた!!」覚えられた。

嬉しさが自信になる。最初五〇回同じ漢字を書くこともあるが、一生の記憶である長期記憶として脳に保存される。

次の漢字は二〇回で覚えられる時もある。一年間続けると、一〇回で覚えられるようになる。人の脳は進化していく。

時間をかけて覚えられるまで五〇回でも一〇〇回でもやる。

反発心は諦めてどこかへ行ってしまう。

「やればできるではないか!!」

自画自賛が心に広がる。

何でも覚えられる態勢ができあがる。


わずかでも与えられている可能性。その鍵を開けるのは自分しかいない。

画数の多い「薔薇《ばら》」「麒麟《きりん》」などの漢字を探して覚えて欲しいと思う。

全て覚え方は同じことがいえる。

「ピアノの楽譜、数学、化学の公式」など、自分の好きなもので覚えて下さい。

「やれた！　覚えられた！」

自画自賛が多くなるにつれて、精神面が鍛《きた》えられる。

自分に自信が一つ、また一つとつくことによって周りに振り回されなくなる。
従って……心の病にかかりにくくなる日常が出来上がっていく。

知っておくと便利！　集中して覚える内容が多い受験生にとって、覚えるペースが落ちてきた時、「脳のブドウ糖」が減っていることが多い。二時間でも仮眠をとることで、脳のブドウ糖は正常に戻る。
いちご、みかん、りんごなどのフルーツを三口食べると、約二五分で果糖が脳にブドウ糖として届けられて、再び集中力が戻る。

皆様は、覚えられる方たちばかりなのに、覚え方を知らないだけである。
自分が与えられた可能性と向き合って下さい。
皆様と一緒に幸せになる糸口を探していきたい。

浅川雅晴

コロナに負けない心と体の整え方

著　者　浅川雅晴
発行者　真船美保子
発行所　KK ロングセラーズ
東京都新宿区高田馬場 2-1-2　〒 169-0075
電話（03）3204-5161（代）　振替　00120-7-145737
http://www.kklong.co.jp

印刷・製本　大日本印刷（株）
落丁・乱丁はお取り替えいたします。※定価と発行日はカバーに表示してあります。
ISBN978-4-8454-5131-9　C0247　Printed In Japan 2021